Sternheimer-Völcker
Parkinson.
Sicher durch den Alltag

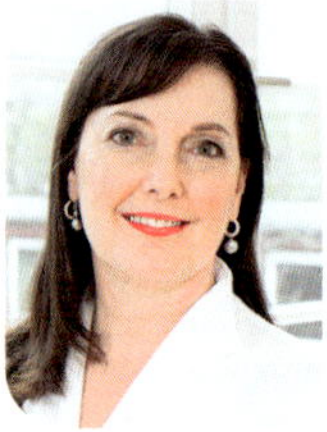

Julia Sternheimer-Völcker ist Ergotherapeutin und hat eine LSVT-Big-Zertifizierung (LSVT = Lee Silverman Voice Treatment). Diese Parkinson-Therapie ist die einzige, die auf wissenschaftlichen Studien beruht. Die Zusammenarbeit mit ihren Patienten ist immer durch einen intensiven Austausch geprägt, damit die Ziele und Bedürfnisse des Menschen in der Therapie berücksichtigt werden können. In Zusammenarbeit mit ihren Patienten ist dieser Ratgeber entstanden. Die Grundlage für viele Tipps ist in der Tatsache begründet, dass das menschliche Gehirn bis ins hohe Alter die Fähigkeit zum Lernen besitzt. Frau Sternheimer-Völcker ist Inhaberin einer Praxis für Ergotherapie in Lörrach (www.ergotherapie-loerrach.de und http://parkinson-alltag.de).

Julia Sternheimer-Völcker

Parkinson. Sicher durch den Alltag

Beweglich und mobil mit den besten Übungen aus der Ergotherapie

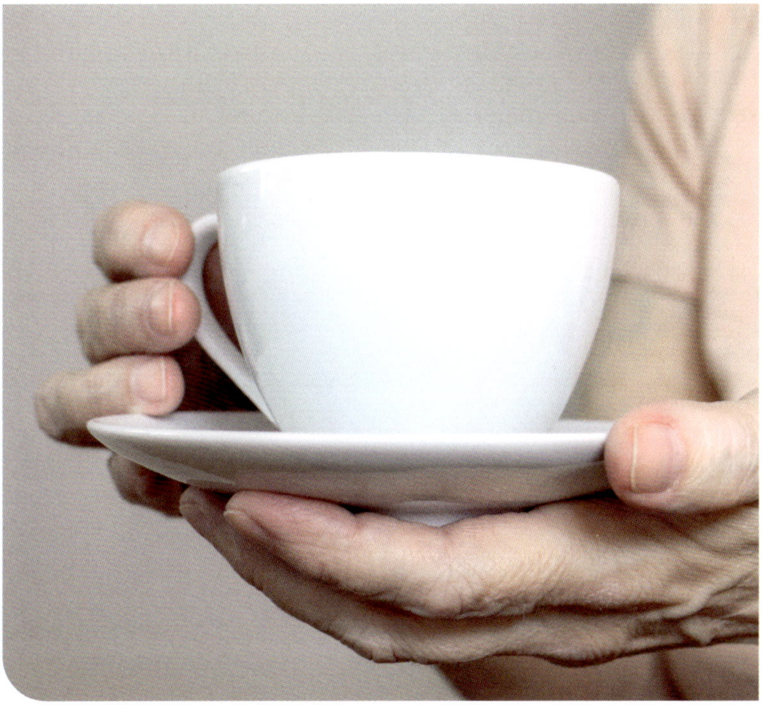

TRIAS

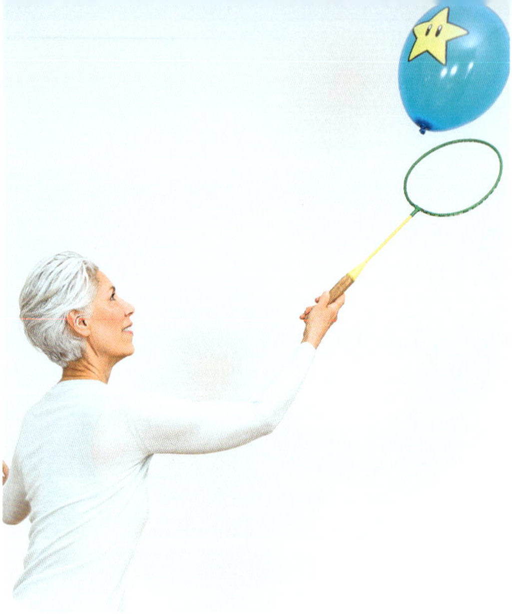

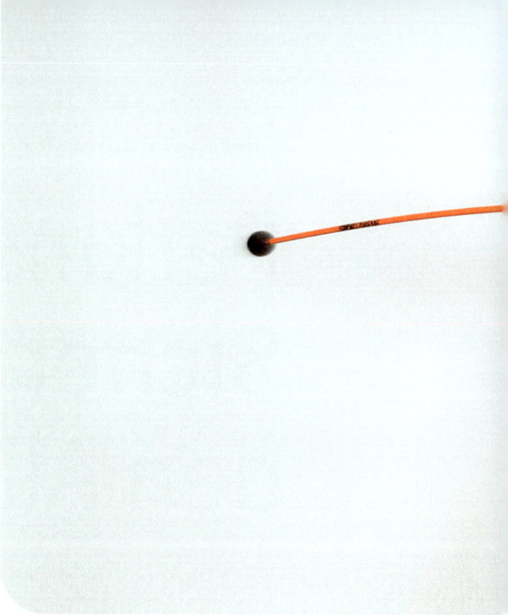

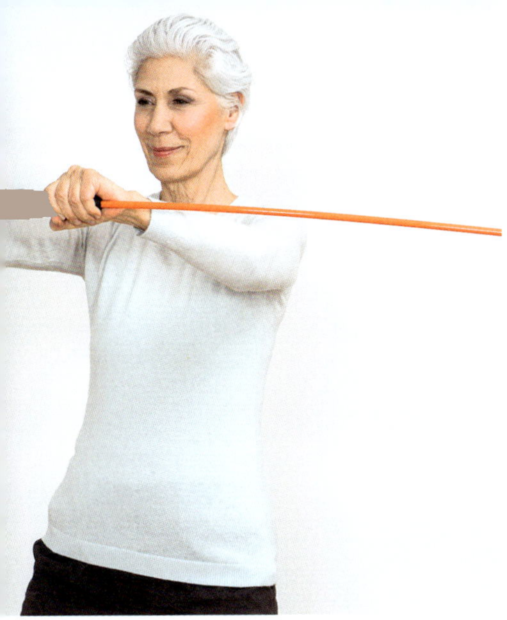

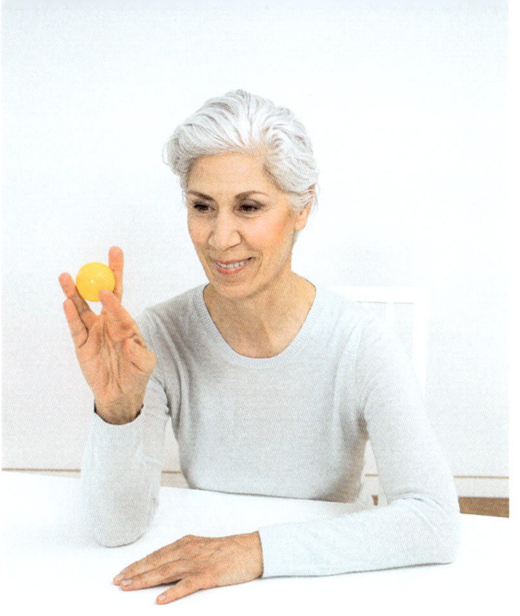

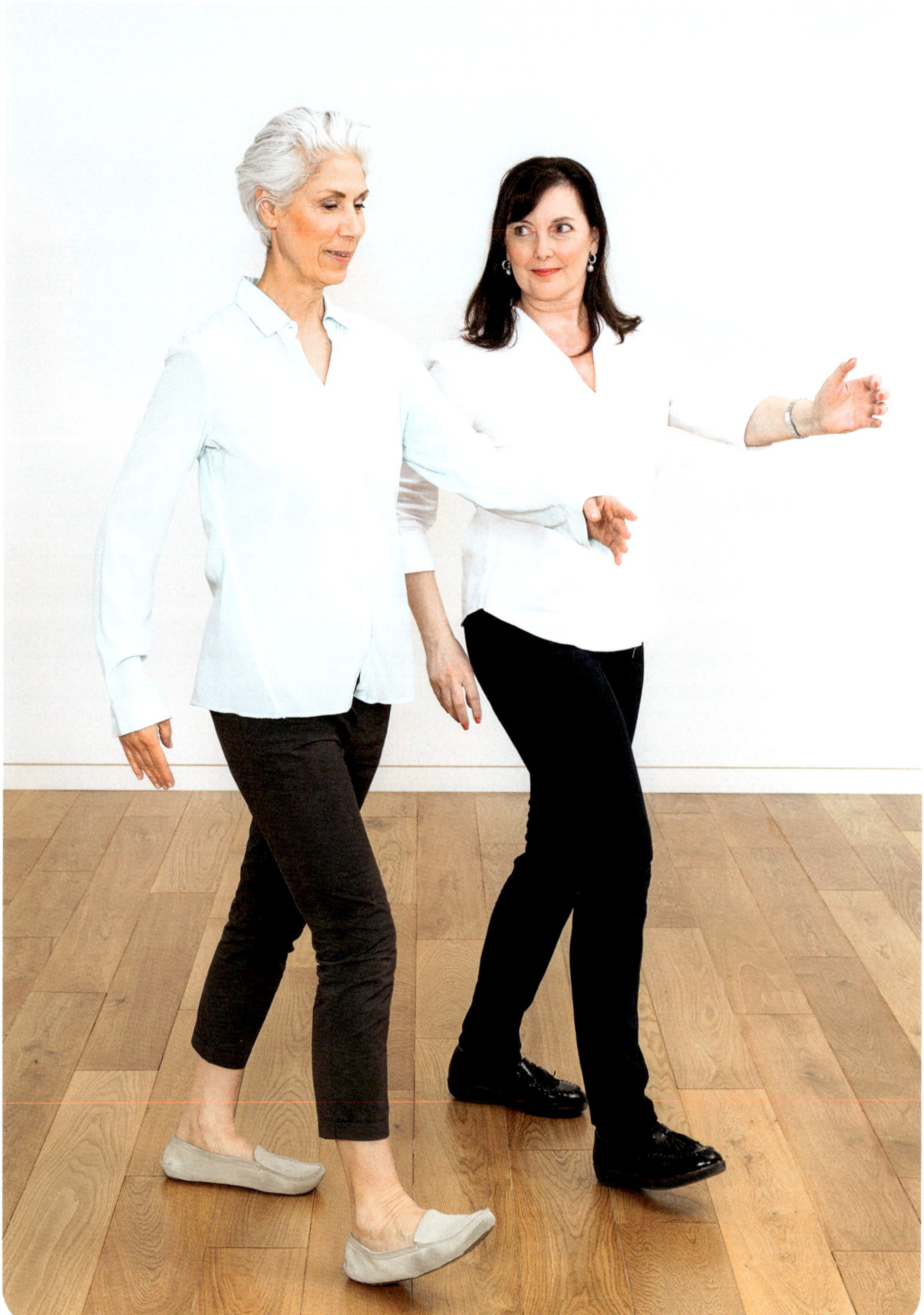

Liebe Leserin, lieber Leser,

darf ich mich vorstellen? Mein Name ist Julia Sternheimer-Völcker. Ich möchte dich mit diesem Buch unterstützen, dein Leben mit der Diagnose Parkinson einfacher und angenehmer zu machen.

Ich bin Ergotherapeutin aus Leidenschaft; zu Anfang meiner beruflichen Laufbahn habe ich in einem Alten- und Pflegeheim gearbeitet. In dieser Einrichtung habe ich auch meine ersten Begegnungen mit Parkinson-Patienten gehabt. Inzwischen leite ich meine eigene Praxis für Ergotherapie in Lörrach. In meiner beruflichen Tätigkeit ist die Zusammenarbeit mit Parkinson-Patienten ein Schwerpunkt geworden und für mich eine große Bereicherung. Dieses Tätigkeitsfeld ist für mich geprägt von konstruktiver Zusammenarbeit und gegenseitigem Vertrauen. Ich habe mich im Bereich Parkinson weiterqualifiziert zur LSVT-Big-Therapeutin. Diese spezielle effiziente Parkinson-Therapie ist die einzige, die auf wissenschaftlichen Studien basiert.

Die Zusammenarbeit mit meinen Patienten ist immer von einem intensiven Austausch geprägt. In diesen Gesprächen erfahre ich aus erster Hand, welche Probleme für Parkinson-Patienten im Alltag auftreten, und bin daran beteiligt, Lösungen und Übungen zu erarbeiten, die Abhilfe schaffen. Der Wunsch, dieses Wissen an andere Betroffene weiterzugeben, war der Anlass für dieses Buch. Es soll ein Ratgeber sein, der hilft, den Alltag besser zu bewältigen, und ich hoffe, dass er dir eine große Unterstützung sein wird. Dabei ist es egal, wie alt du bist: Das menschliche Gehirn besitzt bis ins hohe Alter die Fähigkeit zum Lernen. Ich bin überzeugt, dass du auf den folgenden Seiten Anregungen finden wirst, mit Parkinson neu umzugehen. Gehen wir es an!

Julia Sternheimer-Völcker

An Angehörige und Interessierte

Jeder Mensch mit Behinderungserfahrung braucht ein gutes Team in der näheren Umgebung, praktische, emotionale und seelische Begleitung durch die Schwierigkeiten des Alltags. Für den Betroffenen birgt der Alltag immer wieder unüberwindbare Hindernisse; diese Konfrontation mit der eigenen Unzulänglichkeit macht ungeduldig, gereizt und manchmal auch antriebslos. Auf diese Situation bereitet nichts und niemand Angehörige und Außenstehende vor. Wie damit umgehen? Helfen wir zu sehr, fühlt sich der Mensch eingeengt und unfähig. Die Person sich selbst zu überlassen, ist auch keine Option, denn manches kann sie eben nicht ohne Hilfe. Machen wir sie auf die Dinge aufmerksam, die nicht funktionieren, fühlt sie sich gegängelt. Konflikte sind vorprogrammiert. Ja wir meinen es nur gut. Doch gut gemeint ist nicht gut gemacht.

Jedem von uns passieren Missgeschicke. Ein Beispiel zur Verdeutlichung: Es ist Sommer und wir haben Gäste zu einem Grillabend eingeladen. Wir sind noch nicht fertig, als die Gäste kommen. Um Zeit zu sparen, stellen wir das Tablett zu voll. Beim Tragen spüren wir, dass die Arme zittern, da die Last zu groß ist. Die Soßen beginnen schon, gefährlich an den Gefäßrand zu schwappen. »Ganz ruhig halten, nicht zittern.« Und da passiert es schon. Die Soße schwappt über und alle sehen das Missgeschick. Wie peinlich!

Für Menschen mit Parkinson-Erkrankung sind solche Erlebnisse Alltag. Der eigene Körper lässt sie ihm Stich und alles, was selbstverständlich war, wird zu einer enormen Herausforderung. Nicht genug, dass man sich damit herumschlagen muss, nein, die gesamte Umgebung sieht sich auch noch genötigt, gute Ratschläge zu geben. Der Betroffene fühlt sich dadurch jedoch nur noch mehr gedemütigt.

Angehöre und Außenstehende müssen sich dies immer wieder bewusstmachen und auf ihre Formulierungen achten, wenn sie sich zur Krankheit oder zu Symptomen äußern. Nehmen wir die Tatsache, dass Parkinson-Patienten oft im wahrsten Sinne des Wortes nicht »Schritt halten« können, denn Parkinson-Patienten machen spürbar kleinere Schritte als gesunde Menschen. Was liegt näher, als den Betroffenen immer wieder darauf aufmerksam zu machen? Oft führt das zu Ärger und Trotzreaktionen. »Du machst keine normalen Schritte« ist eine Wertung, durch die sich der Erkrankte abgestempelt fühlt als krank und unfähig. Es fühlt sich für ihn besser an, wenn man sagt: »Mach größere Schritte. Wie fühlt sich das an?« Dann kommt oft die Antwort, das fühle sich komisch an: «Als würde ich Riesenschritte machen!« Darauf kann ein Angehöriger antworten: «Immer, wenn sich deine Schritte so anfühlen, machst du einen angemessen großen Schritt. Du kannst das. Du kannst jede Bewegung in dem Umfang machen, wie du es brauchst. Es ist nur dein Gehirn, das dir da etwas vorgaukelt.«

Auch die eigene Positionierung im Raum ist wichtig: Läuft man vorneweg, fühlt der Parkinson-Betroffene sich vorgeführt. Auf gleicher Höhe fühlt es sich für ihn viel besser an. Biete an, dass er sich bei der Schrittlänge gern an dir orientieren kann.

Auch Belehrungen helfen nicht weiter. Wem beim Aufschließen der Tür die Einkaufstaschen aus den Händen fallen, der möchte nicht gesagt bekommen: »Warum hast du die Taschen nicht abgestellt, um die Tür aufzuschließen?« Hand aufs Herz, jeder hasst das. Die anderen sagen, was man sich gerade selbst gedacht hat, und das hilft nun auch nicht mehr. Parkinson-Patienten möchten genauso wenig wie andere Menschen belehrt und gescholten werden. Menschen mit Behinderungserfahrung brauchen unsere Unterstützung, jedoch auch unser Verständnis für ihre Gefühle. Dies erfordert Sensibilität und Aufmerksamkeit und auch Kommunikation: Die beste Voraussetzung sind intensive Gespräche, in denen man herausfindet, welche Unterstützung sich der Betroffene wünscht und wann. Ist man sich einig, wie der Alltag und das Miteinander laufen sollen, wird alles leichter.

Die Tätigkeiten des täglichen Lebens meistern

Jeden Tag verrichten wir unzählige Tätigkeiten und Handgriffe, über die wir überhaupt nicht nachdenken müssen. Für Parkinson-Patienten sieht das ganz anders aus.

Da geht noch was!

Mit Parkinson können banale Dinge zum Problem werden – sie müssen es aber nicht bleiben! In diesem Kapitel sehen wir uns einige ganz normale Alltagstätigkeiten und Strategien zur Bewältigung an.

Für die meisten von uns sind die Arbeiten oder Aktivitäten des Alltags eine Selbstverständlichkeit. Wir spüren erst, wie schwer sie fallen können, wenn wir aus unserer Routine gebracht werden. Das kann durch einen Umzug sein oder weil wir neue Geräte nutzen, oder auch durch eine Verletzung wie einen verstauchten Daumen. Bei einer auch noch so kleinen Verletzung an diesem Finger wird einem schmerzlich bewusst, wie sehr man ihn braucht, unzählige Male am Tag. Plötzlich kann man kein Glas mehr greifen, keinen Hosenknopf mehr schließen, fummelt unendlich lange bei eigentlich einfachen Tätigkeiten.

Für Menschen mit einer Behinderungserfahrung gehören solche Einschränkungen oder unüberwindbare Hürden zum Alltag. Bei einer Parkinson-Erkrankung sind die Beeinträchtigungen so vielfältig, dass auch ich als Ergotherapeutin nicht für jedes Problem eine Lösung parat habe. Die Beispiele können aber hoffentlich helfen, die Herausforderungen des Alltags mit neuer Energie anzugehen – und vielleicht auch eigene Lösungen zu finden.

Nehmen wir einmal die einfachsten Dinge des täglichen Lebens genauer unter die Lupe. Sie bestehen aus vielen kleinen Bewegungen, die einzeln oder kombiniert mit anderen Bewegungen ausgeführt werden. Wir denken nicht darüber nach, wie wir sie machen, und wir planen es auch nicht bewusst. Wir machen es einfach. Nehmen wir zum Beispiel Schuhebinden. Irgendwann vor langer Zeit hat man es uns beigebracht; am Anfang war es elend schwer und es hat gedauert, bis wir es allein geschafft haben. Jetzt, als Erwachsener, können wir es, ohne nachzudenken: Eins, zwei, drei, die Schleife ist da. Der Ablauf ist automatisiert. Für solche Abläufe gibt es in unserem Gehirn einen eigenen Speicherplatz.

Sollst du nun aber einem anderen erklären, wie du den Schuh bindest und welche einzelnen Bewegungen und Schritte dafür nötig sind, wird es schon schwieriger und du musst nachdenken. Spielen wir das einmal durch:

Schritt 1: Wir nehmen die beiden Schnürsenkel in die rechte und linke Hand und ziehen sie straff. Dazu müssen Daumen und Zeigefinger einen festen Griff ausüben und das Material spüren. Wir müssen außerdem beide Arme im rechten Winkel anheben können und in der Lage sein, den Oberkörper so weit wie nötig zu beugen.

Schritt 2: Nun überkreuzen wir die Schnürsenkel, so dass der rechte in die linke Hand wechselt und über dem linken Schürsenkel liegt. Für diesen Arbeitsschritt benötigen wir die Koordination von Zeige- und Mittelfinger und Daumen. Die Hand-Auge-Koordination ist ebenfalls wichtig. Unser Gehirn leistet Erstaunliches, wenn wir eine so simple Handlung vollziehen.

Schritt 3: Das untenliegende Band wird mit der rechten Hand von unten um das Band in der linken Hand gewunden, sodass es sich in einem flachen Knoten mit beiden Händen festziehen lässt. Dabei müssen wir Zeige- und Mittelfinger und Daumen koordinieren. Dazu kommen alle vorher genannten Fähigkeiten und Aktivitäten im Bereich der Körperhaltung.

Wer hätte das gedacht, wie kompliziert es ist, einen Schuh zu binden! Wir sind noch nicht mal beim Legen der ersten Schlaufe für die endgültige Schleife angekommen. Ich verschone dich mit weiteren Details, denn die Beschreibung des gesamten Ablaufs würde den Rahmen des Buches sprengen. Ich wollte lediglich demonstrieren, welch detaillierter Blick auf die Tätigkeiten unseres täglichen Lebens notwendig ist, um Abhilfe zu schaffen, wenn grundlegende Fähigkeiten verloren gehen.

Im Folgenden werden wir uns einige solcher Aktivitäten ansehen. Durch kleinschrittiges Üben einzelner Handgriffe und Bewegungen wirst du hoffentlich in Zukunft besser und flüssiger durch den Tag kommen. Bei jeder Aktivität findest du Verweise auf Übungen und Tricks, die dir helfen können, besser zurechtzukommen.

Schuhe binden

Das Schuhebinden fällt vielen Menschen mit Parkinson-Diagnose sehr schwer. Gleichzeitig ist es aber ein gutes Training für die Feinmotorik.

Nimm zu Anfang dicke, grob strukturierte Schürbänder. Diese kannst du besser anfassen und sie rutschen nicht aus den Fingern. Je dünner die Schürbänder, desto höher ist die Schwierigkeitsstufe.

Jeder Mensch hat beim Schuheanziehen seine eigene Taktik. Der eine setzt sich bequem auf die Treppenstufe oder einen Stuhl, der andere stellt den Fuß auf den Stuhl und schürt die Schuhe im Stehen zu. Diese Form ist sehr sportlich, denn dabei wird auch das Gleichgewicht beansprucht. Finde heraus, womit du gut zurechtkommst.

Das Schleifebinden selbst beherrschst du sicherlich – theoretisch. Und du kannst es ohne jeden Zweifel auch praktisch, auch wenn du vielleicht aktuell daran zweifelst. Damit du es praktisch hinbekommst, gibt es eine Reihe Übungen, die deine Koordination verbessern – sowohl solche, die den ganzen Körper beanspruchen, als auch solche, in denen du speziell deine Hände trainierst.

Hilfreiche Tricks und Übungen

- Der Trick mit der Vierteldrehung (Seite 46)
- Finger-O (Seite 117)
- Kneifen (Seite 125)
- Schnapp mit dem Tennisball (Seite 126)
- Kügelchen schnipsen (Seite 119)
- Faustspiel (Seite 118)
- Faust, öffne dich (Seite 117)
- Treppentrampeln (Seite 98)
- Ballenstand auf der Treppe (Seite 95)
- Rauf und runter (Seite 81)
- Aufstehen einbeinig (Seite 82)
- Einbeinstand (Seite 86)
- Balancieren auf dem Strich (Seite 87)
- Wiegeschritt mit Armschwingen (Seite 89)
- Stocktwist (Seite 115)
- Fingerdrehen (Seite 120)
- Wanderball (Seite 123)

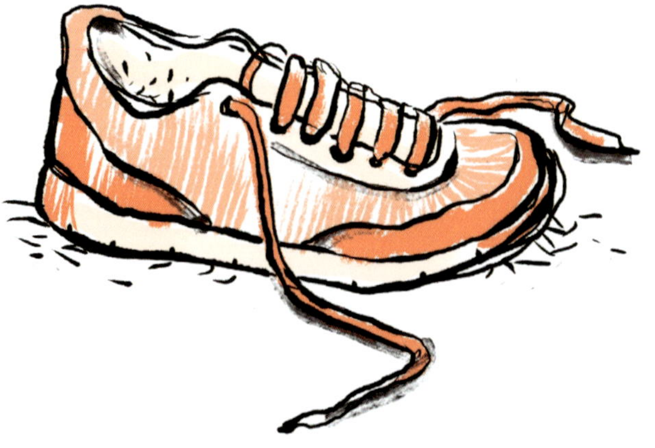

Aussteigen aus dem Auto

Das Aussteigen aus einem Fahrzeug ist eine sehr komplexe Herausforderung, die aus mehreren Schritten besteht:

- die Tür öffnen
- den Fuß aus dem Auto heraus auf den Boden stellen
- mit vorgebeugtem Körper aus dem Auto aussteigen
- vom Auto wegtreten und die Tür schließen

Mit einigen der nachfolgend beschriebenen Techniken und den genannten Übungen kann man viel bewirken. Natürlich kann es sein, dass Rücken- und Schulterschmerzen deine Bewegungen einschränken. Solche Schmerzen sind oft durch Fehlhaltungen bedingt. Die dadurch verkürzten Muskeln und Bänder müssen nun wieder gestreckt werden. Diese Dehnungsübungen sind oft sehr schmerzhaft. Gehe vorsichtig vor und dehne dich konsequent jeden Tag etwas mehr.

Die Tür öffnen

Zum Öffnen der Tür musst du den Türgriff halten und gleichzeitig die Tür weit aufstoßen. Ist die Tür nicht ausreichend weit geöffnet, wird das Aussteigen erschwert. Hier ein Trick, der zum einen hilft, die Übersicht über die Umgebung zu behalten, und es gleichzeitig ermöglicht, die Autotür weit zu öffnen: Öffne die Tür (als Fahrer) mit der rechten Hand. Das erscheint zunächst unpraktisch, hat jedoch eine Reihe von Vorteilen. Um mit der rechten Hand an den Türgriff zu kommen, drehst du den Oberkörper automatisch weit nach links herum und kannst dich so vergewissern, dass du nicht Gefahr läufst, einen Fahrradfahrer oder Fußgänger zu übersehen. Außerdem kannst du die Tür viel weiter öffnen und hast so beim Aussteigen mehr Bewegungsfreiheit. Du kannst mit viel Kraft aus dem gesamten rechten Arm deine Tür aufstoßen. Man gewöhnt sich sehr schnell an diesen Ablauf und die Vorteile sind unübersehbar.

Hilfreiche Übungen

- Paddeln (Seite 73)
- Brustdehnung an der Wand (Seite 101)
- Brustdehnung mit abgewinkeltem Arm (Seite 102)
- Streckung nach oben (Seite 103)
- Streckung nach oben mit angewinkeltem Arm (Seite 104)
- Dehnung (Seite 105) nach vorn
- Rückendehnung (Seite 106)

Den Fuß auf den Boden stellen

Bewege dein linkes Bein aus dem Fahrzeug und stelle deinen linken Fuß ganz weit nach links auf den Boden. Als Orientierungspunkt kannst du die Rückenlehne des Autositzes nehmen. Ja, so weit weg! Der rechte Fuß kann nun folgen. Wenn du deine Füße weit voneinander aufstellst, ist der zu überwindende Weg in die aufrechte Haltung kürzer. Bitte schau dir dazu auch den Trick mit dem Aufstehen an. Übe ihn bei jedem Aussteigen.

Wenn nötig, kannst du vor dem Aufstehen den Autositz etwas nach hinten bewegen. Dann kommt dir das Lenkrad nicht so in die Quere.

Hilfreiche Tricks

- Der Trick zum Aufstehen aus dem Sitzen (Seite 45)
- Der Trick mit der Fixierung eines festen Punkts (Seite 48)

Mit vorgebeugtem Körper aussteigen
Dies ist mit Sicherheit der schwierigste Moment. Du musst aus den Oberschenkeln die notwendige Kraft aufbringen, außerdem darfst du mit vorgebeugtem Oberkörper nicht aus dem Gleichgewicht geraten. Da deine Füße weit voneinander entfernt aufgestellt sind, hast du ein breites Fundament und stehst sicher! Schau nach oben in die Richtung, in die du dich bewegen möchtest. In Richtung Boden hat dein Blick nichts zu suchen. Richte die Augen auf einen Punkt in der Richtung, in die du möchtest. Das verhindert Schwindelgefühle und du richtest dabei deinen Körper automatisch auf.

Hilfreiche Tricks und Übungen

- Die Tricks zum Aufstehen aus dem Sitzen (Seite 48), mit der Vierteldrehung (Seite 49) und der Fixierung eines festen Punktes (Seite 50)
- Kissenschieben (Seite 85)
- Vorwärts, rückwärts, seitwärts, stehen (Seite 94)
- Aufstampfen (Seite 96)
- Treppentrampeln (Seite 98)
- Ballenstand auf der Treppe (Seite 95)
- Paddeln (Seite 73)
- Stütz und hüpf (Seite 79)
- Rauf und runter (Seite 81)
- Aufstehen einbeinig (Seite 82)
- Einbeinstand (Seite 86)
- Balancieren auf dem Strich (Seite 87)
- Wiegeschritt mit Armschwingen (Seite 89)

Wegtreten und die Tür schließen
Nun stehst du aufrecht und kannst einen sicheren Schritt nach vorne machen. Um die Tür des Autos zu schließen, musst du dich erst einmal wieder umdrehen. Hier hilft der Trick mit der Vierteldrehung. Dann verlagere dein Gewicht auf das linke Bein und du hast genug Sicherheit, um mit dem linken Arm mit Schwung die Tür zu schließen.

Hilfreiche Tricks und Übungen

- Der Trick mit der Vierteldrehung (Seite 46)
- Giftzwerg (Seite 66)
- Vorwärts, rückwärts, seitwärts, stehen (Seite 94)
- Aufstampfen (Seite 96)
- Treppentrampeln (Seite 98)
- Ballenstand auf der Treppe (Seite 95)
- Paddeln (Seite 73)
- Stütz und hüpf (Seite 79)
- Rauf und runter (Seite 81)
- Aufstehen einbeinig (Seite 82)
- Einbeinstand (Seite 86)
- Balancieren auf dem Strich (Seite 87)
- Wiegeschritt (Seite 89)
- Liegestütz im Stand (Seite 110)

Staubsaugen, Fegen, Rasenmähen

Drei verschieden Tätigkeiten, die eine Gemeinsamkeit haben: Um sie ausführen zu können, braucht es einen sicheren Stand und gezielte, große Bewegungen mit den Armen.

Hilfreiche Tricks für alle drei Tätigkeiten

- Der Trick mit dem Wasserglas (Seite 39)
- Der Trick mit dem Gedankenspiel (Seite 39)
- Der Trick mit den weggestellten Gegenständen (Seite 47)
- Der Trick mit der Vierteldrehung (Seite 46)
- Der Trick mit dem Schenkelklopfen (Seite 48)

Staubsaugen

Der Staubsauger ist eine sehr praktische Erfindung, die aus unseren Haushalten nicht mehr wegzudenken ist. Nehmen wir einmal den weitverbreiteten Bodenstaubsauger. Er ist mit einem Schlauch ausgerüstet, der das Gehäuse mit der Saugdüse verbindet. Beim Saugen zieht man das Gehäuse sowie das Kabel hinter sich her – Letzteres ist eine prädestinierte Stolperfalle, außerdem bleibt man auch gerne mal hängen. Ich spreche da aus eigener Erfahrung.

Das Staubsaugen ist bei näherer Betrachtung eine sowohl anstrengende als auch trainierende Tätigkeit. Zum Ablauf gibt es nicht viel zu sagen, da hat jeder seine eigene Vorgehensweise und Technik. Vermeide jedoch zu kleine Bewegungen. Deine Armbewegung nach vorne sollte

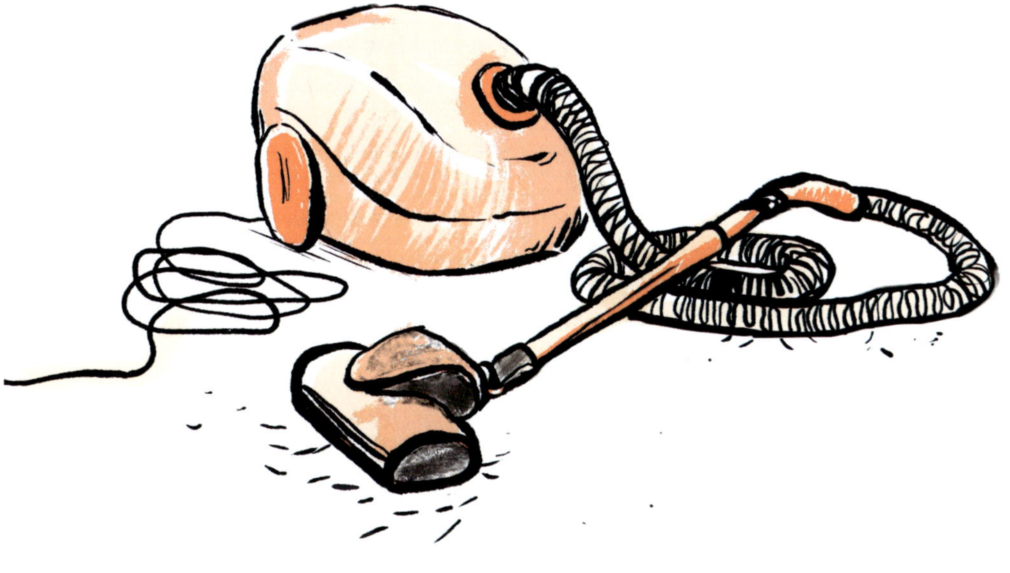

nicht unter 160 cm sein. Das entspricht etwa fünf Fliesen mit dem Maß 33,3 × 33,3 cm (handelsübliche Größe für quadratische Fliesen). Mache dir ganz konkret bewusst, welche Strecke du von Anfang bis zum Ende der Bewegung zurücklegen willst. So kannst du deine Bewegungen gezielt und kontrolliert ausführen. Je länger die Arme sind, desto größer sollte die Strecke gewählt werden. Deine Schritte sollten fest und nicht zu klein sein. Achte darauf, dass du mit der Ferse auftrittst und den Fuß abrollst. Zähle beim Laufen deine Schritte mit.

Hilfreiche Übungen

- Giftzwerg (Seite 66)
- Treppentrampeln (Seite 98)
- Ballenstand auf der Treppe (Seite 95)
- Paddeln (Seite 73)
- Stütz und hüpf (Seite 79)
- Rauf und runter (Seite 81)
- Aufstehen einbeinig (Seite 82)
- Einbeinstand (Seite 86)
- Balancieren auf dem Strich (Seite 87)
- Wiegeschritt mit Armschwingen (Seite 89)
- Liegestütz im Stand (Seite 110)

Fegen

Das ist auch eine Standardtätigkeit im Haushalt, die regelmäßig notwendig ist. Liegt der Besenstiel nicht gut in deiner Hand? Du kannst günstig und einfach Abhilfe schaffen: Kaufe dir im Baumarkt eine einfache Rohrummantelung. So kannst du den Stiel besser fassen. Ein Besenstiel ist übrigens ein hervorragendes Trainingsgerät. In diesem Buch gibt es einige Übungen, bei denen er eingesetzt wird.

Fegen

Beim Fegen selbst gehe ähnlich vor wie beim Staubsaugen: Mache große Bewegungen.

Schaufel und Handfeger benutzen

Gehe tief in die Hocke, anstatt dich einfach nur vornüber zu bücken, das könnte Schwindelgefühle erzeugen. Achte darauf, dass deine Beine weit auseinanderstehen. Genau wie beim Trick zum Aufstehen aus dem Sitzen kannst du damit die zu überwindende Strecke verkürzen und hast außerdem ein breites Fundament und damit ein besseres Gleichgewicht. Sowohl das Hinuntergehen in die Hocke als auch das Aufrichten erfordert Kraft in den Oberschenkeln und ein gutes Gleichgewicht. Beim Aufstehen stütze dich mit einem Arm auf dem Knie ab. Dazu nimm die Schaufel und den Besen in eine Hand. Das erleichtert das Überwinden der Höhe und gibt Sicherheit, damit der Inhalt der Schaufel nicht wieder auf den Boden fällt.

Schmutz in den Mülleimer befördern

Klingt so einfach, kann aber durchaus knifflig sein. Besonders, wenn beim Tragen der Schaufel die Hand zu zittern beginnt. Du kannst hier den Trick mit dem Gedankenspiel anwenden und dir überlegen, was als Nächstes ansteht.

Oder du denkst dir Wörter aus, die mit „-ei", „-mer" oder „-ung" aufhören. Ein weiterer Rat: Aus dem Stand heraus bücke dich ganz weit nach unten zum Mülleimer. Erst wenn du die Schaufel im Eimer versenkt hast, leerst du den Inhalt aus. Sollte dir beim Bücken schwindelig werden, schau dir den Trick zum Thema Schwindel (Seite 48) an.

Hilfreiche Übungen

- Vorwärts, rückwärts, seitwärts, stehen (Seite 94)
- Aufstampfen (Seite 96)
- Kissenwerfen (Seite 112)
- Stange schieben (Seite 108)

Rasenmähen

Prinzipiell rate ich Parkinson-Patienten von motorisierten Rasenmähern ab, denn das Bedienen einer Maschine erfordert eine gute Körperbeherrschung und gute Reflexe. Die Gefahr, dass das Gerät außer Kontrolle gerät, ist durchaus real. Ein mechanischer Rasenmäher erfordert zwar mehr Kraftaufwand, ist aber die sicherere Wahl.

Mähen

Achte auf große Bewegungen, wie auch beim Staubsaugen. Das Bewegungsmuster ist ähnlich. Das Rechen des abgemähten Rasens sollte ebenfalls in großen Bewegungen erfolgen. Das Bewegungsmuster entspricht dem des Fegens. Dafür musst du die Beine breit aufstellen und in einem weiten Schwung den Rechen führen.

Rasenschnitt in den Eimer füllen

Hier gehst du ähnlich vor wie beim Arbeiten mit dem Handfeger und der Kehrschaufel. Geh in die Hocke, anstatt dich vornüber zu bücken, um das Gras aufzuheben. Hier sind Gleichgewicht und Kraft in den Oberschenkeln gefordert

Hier noch eine Geschichte aus meiner Praxis: Ein Patient berichtete mir, dass er am vergangenen Wochenende das große Wiesenstück hinter seinem Haus gemäht hatte. Dabei hatte er den Rasenabschnitt in einem Eimer gesammelt. Als der Eimer voll war, wollte er den Inhalt mit dem Fuß etwas niedertreten. Auf einmal konnte er sein Bein nicht mehr bewegen. Er war in der Bewegung eingefroren. Es gab kein Vor und kein Zurück mehr. Dies kann ein Symptom von Parkinson sein. Wir haben daraufhin in der Therapie Übungen gemacht, die in dieser Situation helfen oder die Bewegungen sicher machen. Dafür schaue dir die Übungen für einen sicheren Stand an und die Tricks, die ich dir für Freezing (Seite 48) zusammengestellt habe.

Hilfreiche Übungen

- Vorwärts, rückwärts, seitwärts, stehen (Seite 94)
- Aufstampfen (Seite 96)
- Kissenwerfen (Seite 112)
- Stange schieben (Seite 108)

Jacke anziehen

Diese Tätigkeit steht stellvertretend für das Anziehen vieler Kleidungsstücke, bei denen man in einen Ärmel schlüpft – Jacke, Hemd, Bluse etc. Die Schritte sind jedoch immer dieselben:

- Jacke am Kragen packen
- den ersten Arm durch den Ärmel stecken
- den rückwärtigen Teil des Kleidungsstücks über die Schulter und den Rücken ziehen
- den zweiten Arm in den Ärmel stecken
- Jacke über die Schulter ziehen und fertig anziehen

Das Anziehen einer Jacke ist für dich möglicherweise unangenehm oder schmerzhaft. Vielleicht hast du dir infolge deiner Erkrankung eine Fehlhaltung angewöhnt: Die Muskeln im Bereich des Brustkorbes sind verkürzt und auch die Schultermuskulatur ist davon betroffen. Der Nacken weist Verspannungen auf, denn mangelnde Kraft führt oft dazu, dass man die Schultern hochzieht. Es entsteht ein Teufelskreis: Beim Versuch, Schmerz zu vermeiden, entsteht nur noch mehr Schmerz. Aus diesem Kreislauf entkommst du, indem du die verkürzten Muskeln und deine Armmuskulatur wieder aufbaust und den gesamten Bereich wieder beweglich machst. Eine Reihe von Übungen hilft dabei.

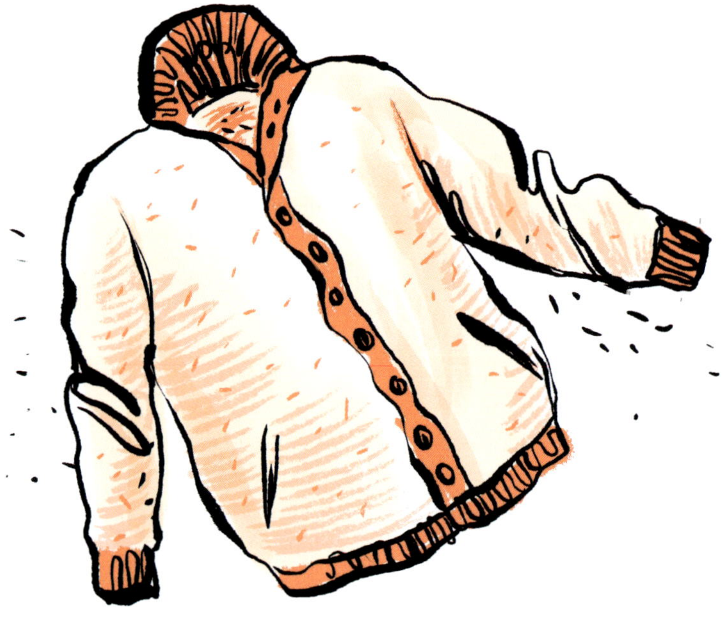

Jacke am Kragen packen:
Hier ist beherztes Zupacken gefragt. Beginne mit dem Arm, den du nicht so sicher bewegen kannst oder bei dem du Einschränkungen im Bewegungsausmaß hast. Am besten nimmst du die Jacke oberhalb des Ärmels am Kragen. Das ist eine wichtige Regel. Je fester du den Kragen zu fassen bekommst, desto leichter fällt dir anschließend das Anziehen.

Den Arm durch den Ärmel stecken:
Zunächst versichere dich, dass du einen festen und breiten Stand hast. Ja, du hast richtig gelesen! Denn jetzt wird es schwungvoll. Balle deine freie Hand zur Faust, halte die Jacke vor dich und stoße kraftvoll mit der Faust in das Ärmelloch. Gleichzeitig ziehe mit der anderen Hand die Jacke bis zur Schulter hoch. Es ist ganz wichtig, dass der Ärmel bis zur Schulter gezogen wird. Denn nur wenn der erste Ärmel richtig sitzt, hast du genug Spielraum, um den zweiten Arm in den Ärmel zu stecken.

Den rückwärtigen Teil über die Schulter und den Rücken ziehen:
Dieser Schritt ist eine Gymnastikübung. Dafür behältst du den Kragen in der Hand und führst den Unterarm über deinen Kopf. Fahre mit der Hand deinen Nacken entlang, bis du bei der anderen Schulter angekommen bist. Nun musst du loslassen, um den zweiten Ärmel anzuziehen. Um den Armel gut anziehen zu können, brauchst du Widerstand im Stoff. Dafür ist es sinnvoll, die Jacke im Bereich der Brust mit dem bereits angezogenen Arm festzuhalten. Fasse mit der freien Hand die Knopfleiste auf Brusthöhe an. Wieder machst du eine Faust und stößt beherzt in den Ärmel des Oberteils.

Jacke über die Schulter ziehen und fertig anziehen:
Der Rest ist nun wirklich einfach. Schau dich im Spiegel an, schenke dir ein Lächeln und schon scheint die Sonne für einen Moment. Das Zuknöpfen der Jacke kommt als Nächstes.

Für das Zuknöpfen der Jacke, deines Hemdes oder der Bluse möchte ich dich auf den Trick beim Zuknöpfen (Seite 40) hinweisen.

Hilfreiche Übungen
- Paddeln (Seite 73)
- Brustdehnung an der Wand (Seite 101)
- Brustdehnung mit abgewinkeltem Arm (Seite 102)
- Streckung nach oben (Seite 103)
- Streckung nach oben mit angewinkeltem Arm (Seite 104)
- Dehnung (Seite 105) nach vorn
- Rückendehnung (Seite 106)
- Luftboxen (Seite 111)
- Stange schieben (Seite 108)
- Mein Name ist Hase (Seite 68)
- Kissenwerfen (Seite 112)
- Fang den Besenstiel (Seite 114)
- Ball mit Schnur werfen (Seite 113)
- Hau auf den Tisch (Seite 116)
- Stocktwist (Seite 115)

Mit Kleingeld bezahlen

An der Supermarktkasse kann es stressig werden. Hinter einem stauen sich ungeduldige Kunden, während man einfach nicht so schnell das Kleingeld zusammengesucht bekommt, wie es nötig ist. Parkinson-Patienten geraten in dieser Situation schnell in Not. Folgende Handgriffe sind hier nötig:

- Geldbeutel zur Hand nehmen
- Geldfach für Kleingeld öffnen
- Kleingeld herausnehmen
- Geldbeutel schließen

Bei all diesen Tätigkeiten sind die Feinmotorik und der Tastsinn gefragt. Schau dir unbedingt auch den Trick mit den Hilfsmitteln (Seite 50) an – vielleicht findest du hier nützliche kleine Unterstützer.

Geldbeutel zur Hand nehmen:
Solltest du bereits beim Herausnehmen des Geldbeutels eine Unruhe oder Zittern spüren, kannst du die Hand einfach einmal schütteln. Das verschafft oft für einen Moment Ruhe. Oder du fasst mit der anderen Hand einen großen Gegenstand an. Auch ein Gedankentrick kann helfen: Während du den Geldbeutel zur Hand nimmst, versuche zu schätzen, wie viel Kleingeld wohl noch darin ist. Das lenkt dich von dem ab, was du gerade tust.

Geldfach für Kleingeld öffnen:
Ich rate zu einem Geldbeutel mit großem Druckknopf- oder Klettbandverschluss. Damit die Hand, die den Geldbeutel hält, ruhig bleibt, kannst du deine Unterarme auf dem Griff des Einkaufswagens ablegen. Das entlastet die Arme und gibt einen beruhigenden Impuls.

Kleingeld herausnehmen:
Das ist eine fummelige Geschichte, besonders bei kleinen Geldbörsen. Besorge dir einen Geldbeutel mit einem großen Kleingeldfach. Zum Herausholen des Kleingelds kannst du einen Magneten benutzen oder auch einen Silikonring mit integriertem Magneten, den du dir über den Zeigefinger ziehst. Es gibt im Fußpflegebedarf solche Silikonringe. Außerdem helfen die Übungen für die Feinmotorik und Handkraft, um die nötige Fingerfertigkeit zu haben.

Geldbeutel schließen:
Nimm dir alle Zeit der Welt, um deinen Gelbeutel sicher zu verschließen!

Hilfreiche Tricks und Übungen

- Der Trick mit dem Wasserglas und der Trick mit dem Gedankenspiel (Seite 39)
- Der Trick mit den Hilfsmitteln (Seite 50–53)
- Fang den Besenstiel (Seite 114)
- Ball mit Schnur werfen (Seite 113)
- Kneifen (Seite 125)
- Hau auf den Tisch (Seite 116)
- Wenn Kugeln kugeln (Seite 124)
- Wanderball (Seite 123)
- Schnapp mit dem Tennisball (Seite 126)

Zähneputzen

Die Bewegungsabläufe beim Zähneputzen können für den Arm eine große Anstrengung bedeuten. Gleichzeitig trainiert das Putzen auch wichtige Fertigkeiten. Somit ist die Tätigkeit Zähneputzen eine saubere, nützliche und auch sportliche Angelegenheit.

Auf den ersten Blick liegt es nahe, als Parkinson-Betroffener eine elektrische Zahnbürste zu verwenden. Aber Vorsicht! Bei einer Beeinträchtigung der Bewegungen ist davon abzuraten, motorbetriebene Werkzeuge oder Geräte zu verwenden. Es kann überfordern, neben den eigenen Bewegungen auch noch die Dynamik des Antriebs zu kontrollieren. Zudem ist der Trainingseffekt ohne die Unterstützung eines Motors intensiver.

Schauen wir uns die Tätigkeit im Detail an:

- Zahnpasta-Tube öffnen
- Zahnbürste zur Hand nehmen
- Zahnpasta auf die Bürste auftragen
- Zahnbürste in den Mund stecken
- kreisende Putzbewegung
- Mund ausspülen

Zahnpasta-Tube öffnen:
Es gibt viele verschiedene Verschlüsse. Ein Klappverschluss ist bei motorischen Beeinträchtigungen besonders praktisch.

Zahnbürste zur Hand nehmen:
Um einen festen Griff zu haben, hältst du die Zahnbürste mit dem Faustgriff. Die handelsüblichen Zahnbürsten haben oft dünne Griffe. Sie zu halten, kann ein Problem sein. Du kannst dir die Handhabung erleichtern, indem du dir eine Griffverdickung aus einer Rohrverkleidung aus dem Baumarkt machst. Außerdem solltest du wenn immer möglich deine Handkraft trainieren.

Zahnpasta auf die Bürste auftragen:
Diese Aufgabe kann mit einem Tremor eine echte Herausforderung sein. Um Ruhe in die eigenen Bewegungen zu bekommen, hilft es, die Unterarme auf dem Rand des Waschbeckens abzulegen. Dabei achte darauf, dass du die Ellenbogen weit nach außen drehst. Das entspannt deine Schulterpartie, wodurch das Zittern reduziert wird. Deine Unterarme liegen so zudem großflächiger auf. Sollte dir diese Haltung sehr unangenehm sein, kannst du auch mit der Macht deiner Gedanken das Zittern aushebeln. Lenke dich ab, damit kannst du dich entspannen und es schaffen, die Zahnpasta aufzutragen. Achte dabei darauf, dass du die Creme tief in die Borsten hineindrückst. Dann kann sie nicht auf dem Weg zum Mund von der Bürste rutschen.

Zahnbürste in den Mund stecken:
Meistens gelingt das meinen Patienten ganz gut. Du kannst aber eine kleine Mimik-Übung einflechten. Ziehe zuerst deine Lippen ganz spitz zusammen, dann

blase die Wangen auf. Nun kannst du deinen Mund ganz weit aufmachen. Das Training deiner Mimik ist sehr wichtig; du solltest diese Übung auch sonst im Alltag immer wieder einmal machen.

Kreisende Putzbewegung:
Zum Reinigen der Zähne ist eine gezielte Bewegung mit sicherer Kraftdosierung und Koordination der Bewegungen erforderlich. Es gibt eine Reihe von Übungen, um das zu trainieren. Um dich zu stabilisieren, halte dich mit der freien Hand am Waschbeckenrand fest. Dann kannst du auch während des Zähneputzens noch Übungen für ein gutes Gleichgewicht machen, z. B.:

- Vorwärts, rückwärts, seitwärts, stehen (Seite 94)
- Aufstampfen (Seite 96)
- Ballerina auf der Spitze (Seite 90)

Mund ausspülen:
Das Ausspülen des Mundes ist auch wieder ein gutes Training für die Mimik. Lasse das Wasser durch die gesamte Mundhöhle wandern und blase die Wangen auf.

Hilfreiche Tricks und Übungen

- Der Trick mit dem Wasserglas (Seite 39)
- Giftzwerg (Seite 66)
- Nackendrehen (Seite 67)
- Mein Name ist Hase (Seite 68)
- Kissenwerfen (Seite 112)
- Fang den Besenstiel (Seite 114)
- Ball mit Schnur werfen (Seite 113)
- Hau auf den Tisch (Seite 116)
- Stocktwist (Seite 115)
- Wenn Kugeln kugeln (Seite 124)
- Wanderball (Seite 123)
- Schnapp mit dem Tennisball (Seite 126)

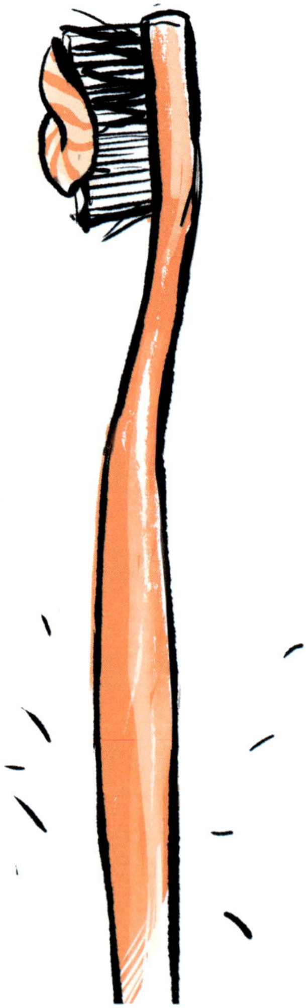

Am PC arbeiten

Dieses Buch ist entstanden, weil ein Patient mir erzählte, dass seine Kollegen seine Parkinsonerkrankung nicht mitbekommen sollten. Mich hat das sehr betroffen gemacht. Es sollte keine Schande sein, eine Krankheit zu haben. Menschen, die sich trotz ihrer Behinderungserfahrung jeden Tag den Anforderungen des täglichen Lebens stellen, leisten Erstaunliches und haben meinen ganz besonderen Respekt. Leider konnte ich meinen Patienten nicht davon überzeugen, sich einen Behinderungsgrad anerkennen zu lassen. Dies hätte ihm einige Erleichterung verschafft (Schwerbehinderungsgrad, Seite 143).

Also erarbeiteten wir Strategien, die seinen Arbeitsalltag unauffällig erleichtern sollten. Das Arbeiten im Büro wurde außerdem zu seinem täglichen Fitnessprogramm. Der Patient berichtete, dass in der zweiten Hälfte des Arbeitstages die Schwierigkeiten und Einschränkungen stärker wurden. Vor allem die körperliche Unruhe machte es ihm schwer, die Konzentration aufrechtzuerhalten. Daraufhin entwickelten wir den Trick, zwischendurch einfach mal die Treppen hoch- und runterzugehen oder unter dem Schreibtisch die Füße abwechselnd zu wippen. Eine dynamische Sitzgelegenheit sorgt für einfache Bewegungsfreiheit beim Arbeiten, auch so kann man der Unruhe entgegenwirken. Infrage kommen Gymnastikbälle, Luftkissen oder Wackelstühle (solche Arbeitsplatzanpassungen können auch über den medizinischen Dienst des Integrationsfachamtes angepasst und gefördert werden).

Die eigentliche Arbeit am PC bedeutet oft sehr kleinteilige Bewegungen. So auch bei meinem Patienten; es gehörte zu seinem Tagesgeschäft, Listen von Zahlen in Diagramme zu transformieren. Dies erforderte viele kleine Bewegungen mit der Hand. Er bemerkte, dass dies zu Unruhe und zu großen Konzentrationsproblemen führte. Wir fanden heraus, dass er zur Ruhe finden konnte, indem er mit der linken Hand einen Kaffeebecher umfasste. Ein großes Mousepad sorgte dafür, dass die Bewegungen größer wurden. Ein Heranzoomen der Daten auf dem Bildschirm ließ ebenfalls den Bewegungsradius größer ausfallen. Am besten ist natürlich in so einem Fall ein großer Bildschirm oder auch zwei Bildschirme nebeneinander.

Hilfreiche Tricks

- Die Tricks mit dem Wasserglas, dem Gedankenspiel und dem großen Mousepad (Seite 39)
- Die Tricks mit dem Treppensteigen, dem Fußwechsel-Spiel, dem Schuheausziehen und dem Luftkissen (Seite 41)
- Die Tricks mit dem Wackelstuhl und dem großen Bildschirm (Seite 42)
- Der Trick mit den weggestellten Gegenständen (Seite 47)
- Der Trick zum Aufstehen aus dem Sitzen (Seite 45)
- Schuheausziehen

Unterschreiben

Die eigene Unterschrift ist etwas ganz Persönliches. Unsere Handschrift gehört zu uns wie unsere Stimme. Durch die Symptome der Parkinsonerkrankung wird die Feinmotorik beeinträchtigt. Um die Feinmotorik zu trainieren, müssen zunächst auch die Arme, die Schulter und die aufrechte Körperhaltung trainiert werden. Dem Tremor kannst du entgegenwirken, indem du einen Stift mit einem dicken Korpus wählst. Oder ziehe eine Rohrverkleidung über den Stift, auch dann kannst du besser zugreifen. Zum Üben male kleine Kreise mit dem Stift und lasse sie immer größer werden.

Hilfreiche Tricks und Übungen

- Der Trick mit dem Wasserglas (Seite 39)
- Der Trick mit dem Gedankenspiel (Seite 39)
- Giftzwerg (Seite 66)
- Nackendrehen (Seite 67)
- Mein Name ist Hase (Seite 68)
- Kissenwerfen (Seite 112)
- Fang den Besenstiel (Seite 114)
- Ball mit Schnur werfen (Seite 113)
- Hau auf den Tisch (Seite 116)
- Stocktwist (Seite 115)
- Wenn Kugeln kugeln (Seite 124)
- Wanderball (Seite 123)
- Schnapp mit dem Tennisball (Seite 126)

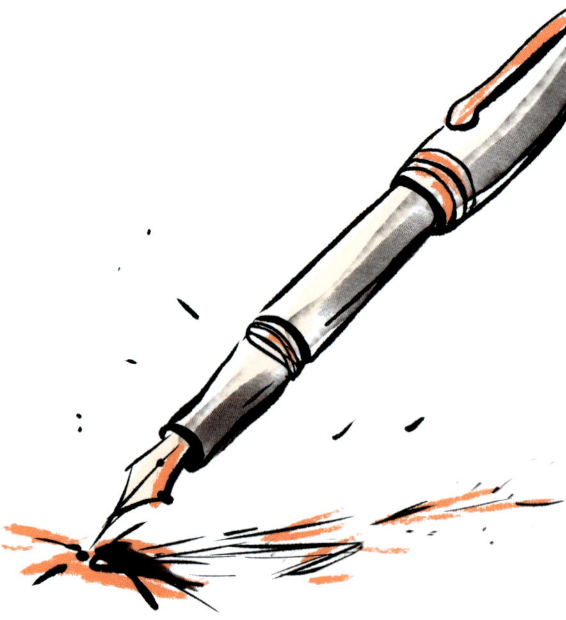

Aufstehen aus dem Bett

Kaum einem von uns fällt es leicht, morgens aufzustehen. Schon gar nicht unter der Woche, wenn der Wecker uns aus den Träumen reißt. Für Parkinson-Betroffene kommt noch hinzu, dass Bewegung, die sie dann aus dem Bett bringen soll, eine große Herausforderung ist. Mit Fortschreiten der Parkinsonerkrankung kann das Aufstehen zur echten Schwerarbeit werden. Das liegt zum einen daran, dass die Planung komplexer Handlungen sehr schwerfällt. Zum anderen liegt es an Kraftmangel. Gegen beide Ursachen können wir etwas tun.

Sehen wir uns an, welche Bewegungen nötig sind, um aus dem Bett zu kommen:

In die stabile Seitenlage legen:
Untenliegendes Bein ausstrecken, das Bein darüber anwinkeln. Damit hast du eine gute Ausgangsposition für das Aufrichten deines Körpers.

Nun den unteren Arm auf den Ellenbogen abstützen. Dabei hebst du deinen Oberkörper an. Den anderen Arm vor dem Körper ausstrecken. Mit der Streckung des Armes gibst du deiner Bewegung einen zusätzlichen Richtungsimpuls.

Nach oben drücken:
Lass das abgewinkelte Bein zusammen mit dem ausgestreckten über die Bettkante gleiten. Die geschieht parallel zum Aufrichten des Oberkörpers, strecke dabei den aufgestützten Arm durch. Um dich aufrichten zu können, brauchst du viel Kraft im Rumpf, im Rücken und im Bauch. Dir hilft aber auch die Hebelwirkung durch die über die Bettkante geschobenen Beine.

Aufrichten:
Strecke die Arme nach vorne aus und richte den Oberkörper vollständig auf, die Füße stellst du breitbeinig auf den Boden.

Aufstehen:
Strecke jetzt die ausgestreckten Armen nach oben und stehe auf. Achte darauf, den Blick nach oben zu richten. Du braucht dafür eine gute Beinmuskulatur und Gleichgewicht.

So beginnst du den Tag gleich mit einer Übung. Wenn du mit diesem Ablauf Probleme hast, kannst du dir auch den Trick mit dem Beinzug (Seite 44) ansehen.

Hilfreiche Tricks und Übungen

- Der Trick zum Aufstehen aus dem Sitzen (Seite 45)
- Der Trick mit der Fixierung eines festen Punkts (Seite 48)
- Paddeln (Seite 73)
- Bein-Pendel im Liegen (Seite 74)
- Po hoch (Seite 75)
- Twist (Seite 76)
- Kissen auf und ab (Seite 83)
- Rauf und runter (Seite 81)

Essen

Essen gehört zu jedem Tag. Das aufrechte Sitzen und Kraft sowie auch Kraftdosierung in den Armen sind dabei grundlegend wichtig, ebenso Feinmotorik und Kraft in der Hand. Die einzelnen Schritte sind:

- Essen auf den Teller geben
- Mit dem Messer das Essen in mundgerechte Stück teilen
- Mit der Gabel ein Stück aufnehmen
- Gabel zum Mund führen
- Kauen und schlucken
- Gabel zum Teller zurückführen

Essen auf den Teller geben:
Für diesen Schritt benötigst du Kraft in den Armen und einen festen Griff um den Löffel oder die Gabel zum Vorlegen der Mahlzeit. Vor allem brauchst du eine ruhige Hand. Viele Menschen mit einer Parkinson-Erkrankung können sich eben genau darauf nicht verlassen. Auch die gezielte Bewegung kann ein Problem sein. Genau diese Fähigkeiten werden auch bei den weiteren Schritten gefordert. Daher werde ich einige der Tipps aus diesem Schritt bei den folgenden nicht jedes Mal wiederholen.

Um große, gezielte Bewegungen zu üben, rate ich dazu, Gegenstände wie Salz- und Pfefferstreuer oder die Getränkeflasche in einiger Entfernung abzustellen. Damit bist du gezwungen, dich zu strecken und eine große Bewegung zu machen.

Wie überwindet man bei Unruhe und Zittern in den Armen eine große Strecke mit vollbeladenem Löffel? Mit viel Übung, Training und Tricks! Nur wenn du starke Arme hast, kannst du über eine längere Zeit die Kraft aufbringen, etwas zu halten.

Hilfreiche Tricks und Übungen

- Brustdehnung an der Wand (Seite 101)
- Brustdehnung mit abgewinkeltem Arm (Seite 102)
- Heiligenschein (Seite 107)
- Luftboxen (Seite 111)
- Kissenwerfen (Seite 112)
- Stange schieben (Seite 108)
- Stange schwingen (Seite 109)
- Schnapp mit dem Tennisball (Seite 126)

Diese Übungen eignen sich für den Tremor, der durch Kraftlosigkeit bedingt ist. Beim Ruhe-Tremor, der oft bei Parkinson auftritt, helfen diese Übungen nur bedingt. Hier können dir ein paar Tricks helfen:

- Der Trick mit den gespiegelten Bewegungen (Seite 50)
- Der Trick mit dem Gedankenspiel (Seite 39)
- Der Trick mit dem Wasserglas (Seite 39)

Essen in mundgerechte Stück teilen:
Um Messer und Gabel sicher zu halten, müssen unsere Hände einen Faustgriff kraftvoll ausführen können.

Hilfreiche Tricks und Übungen

- Der Trick mit den gespiegelten Bewegungen (Seite 50)
- Der Trick mit dem Gedankenspiel (Seite 39)
- Der Trick mit dem Händeschütteln (Seite 39)
- Der Trick mit den Hilfsmitteln (Seite 50)
- Giftzwerg (Seite 66)
- Nackendrehen (Seite 67)
- Mein Name ist Hase (Seite 68)
- Kissenwerfen (Seite 112)
- Fang den Besenstiel (Seite 114)
- Ball mit Schnur werfen (Seite 113)
- Hau auf den Tisch (Seite 116)
- Stocktwist (Seite 115)
- Wenn Kugeln kugeln (Seite 124)
- Wanderball (Seite 123)
- Schnapp mit dem Tennisball (Seite 126)

Gabel zum Mund und zurück führen:
Dafür benötigst du eine ruhige Hand und Kraft. Zudem ist es hilfreich, wenn du dir die Gabel nicht zu voll lädst. Auch wenn es nicht gerade zu den guten Tischmanieren gehört, rate ich dir, deinen Oberkörper etwas über den Teller zu beugen. Richte dich immer wieder auf, während du kaust. Diese Bewegung kannst du gut mit einer Atemtechnik verbinden. Immer dann, wenn du eine anstrengende Tätigkeit ausführen möchtest, atme zunächst tief ein und führe beim Ausatmen die Aktion aus. Während du die Gabel zum Mund führst, presse alle Luft aus der Lunge heraus. Konzentriere dich darauf. Die Chance ist gut, dass es problemlos klappt.

Das Hantieren auf dem Teller ist leichter, wenn der Teller einen höheren Rand hat, so rutscht die Speise nicht über den Tellerrand hinaus. Solche Teller kannst du im Sanitätshaus bekommen.

Hilfreiche Tricks

- Der Trick mit den gespiegelten Bewegungen (Seite 50)
- Der Trick mit dem Gedankenspiel (Seite 39)
- Der Trick mit dem Wasserglas (Seite 39)

Kauen und Schlucken:
Kauen und Schlucken kannst du bei einer Logopädin oder einem Logopäden trainieren.

Konzentriere dich auf dein Kauen und zähle mit. Mindestens dreißigmal solltest du jeden Bissen im Mund zerkleinern. Das erleichtert das Schlucken und die Nährstoffe können zum Teil schon im Mund aufgenommen werden. Ganz nebenbei trainierst du deine Gesichtsmuskulatur sowie die Mimik. Ich habe von den Kollegen aus der Logopädie auch gelernt, dass man beim Schlucken immer das Kinn zum Brustbein drücken soll. Das erleichtert den Schluckvorgang und beugt einem Verschlucken vor.

Rund ums Geschirr

Alle Tätigkeiten rund um die Versorgung unseres Geschirrs sind eine sehr anspruchsvolle Herausforderung. Zunächst schauen wir uns das Reinigen von Töpfen, Tellern und Besteck an.

Vorspülen:
In der Regel wird das schmutzige Geschirr vorgespült. Beim Vorspülen sind ein sicherer Stand und beidhändiges Arbeiten erforderlich. Du brauchst ein gutes Koordinationsvermögen. Natürlich sind auch Handkraft und Sicherheit beim Greifen nötig. Der Schwamm und der Griff der Spülbürste sollten einen großen Durchmesser haben.

Spülgut in die Maschine räumen:
Dazu musst du die Tür des Geschirrspülers öffnen: Dabei musst du den Türgriff bedienen und beim Öffnen der Tür außerdem einen Schritt zurücktreten. Hier ist Koordination gefordert. Am besten machst du diese Bewegung in zwei Schritten: Griff betätigen, erst dann zurücktreten und dabei die Tür aufziehen. Die Bewegung »einen Schritt zurück und dabei sich etwas herunterbeugen« findest du auch wieder bei der Übung »Mache einen Diener« (Seite 92). Hier kannst du sie einfach in deinen Alltag einfließen lassen.

Beim Einräumen des Geschirrspüler-Korbs ist der Tremor das größte Problem. Abhilfe kannst du schaffen mit den Tricks für den Tremor (Seite 38). Achte außerdem darauf, dass du dir nach jeder Anstrengung eine kurze Phase der Entspannung gönnst. Das Einräumen ist ein gutes Training für Zielgenauigkeit. Machst du die Bewegung zu klein, kannst du die vorgesehene Ordnungseinheit nicht treffen. Greife große Gegenstände mit beiden Händen. Du kannst für einen besseren Griff sorgen, indem du ein leicht feuchtes Schwammtuch zur Hilfe nimmst, mit dem du die Gegenstände anfasst. Denke auch hierbei an die Übung »Mache einen Diener«. Auch jetzt ist eine Trainingseinheit angebracht.

Maschine starten:
Nachdem du das Einräumen erfolgreich gemeistert hast, muss noch ein Spültab ins Fach gegeben und die Maschine gestartet werden. Grundsätzlich sind deine Feinmotorik und gezielte Bewegungen gefordert. Um die Knöpfe des Gerätes griffiger zu machen, kannst du kleine Filzaufkleber daraufkleben oder einfach nur ein Textilklebeband.

Ausräumen und Abtrocknen:
Nachdem die Spülmaschine ihren Dienst verrichtet hat, folgen das Ausräumen und das Abtrocken des noch feuchten Geschirrs. Bei dieser Tätigkeit kannst du deine Sinne schärfen. Konzentriere dich auf die Form jedes Gegenstandes und darauf, dass du diesen im ganzen Umfang wahrnimmst. Du kannst hier auch große Bewegungen üben.

Geschirr wegräumen:
Die Bewegungsmuster ähneln denen beim Einräumen der Spülmaschine. Zum Öffnen und Schließen der Schranktüren musst du vom Schrank zurücktreten, die Räumarbeit erfordert Koordination und Feinmotorik. Für das Anfassen des Geschirrs ist ein sicherer Griff das A und O. Vielleicht möchtest du auch einmal die Ordnung in deinen Schränken überdenken: Ist das, was du täglich brauchst, praktisch zu erreichen? Vielleicht lohnt sich eine Umorganisation und es findet sich für diese Dinge ein Plätzchen in einer gut erreichbaren Höhe. Eine Schublade oder ein Schrank, der auf Hüfthöhe Platz bietet, kann vielleicht umfunktioniert werden und das Leben leichter machen.

Hilfreiche Tricks und Übungen

- Der Trick mit dem Wasserglas (Seite 39)
- Der Trick mit dem Gedankenspiel (Seite 39)
- Der Trick mit den weggestellten Gegenständen (Seite 47)
- Der Trick mit der Vierteldrehung (Seite 46)
- Der Trick mit den Hilfsmitteln (Seite 50)
- Silikon-Ring um deine Daumen und Zeigefinger machen (Seite 52) (hilft gegen Abrutschen)
- Schaltköpfe mit Filzunterlagen bekleben (Seite 53)
- Giftzwerg (Seite 66)
- Treppentrampeln (Seite 98)
- Mache einen Diener (Seite 92)
- Ballenstand auf der Treppe (Seite 95)
- Paddeln (Seite 73)
- Nackendrehen (Seite 67)
- Fang den Besenstiel (Seite 114)
- Wanderball (Seite 123)
- Wenn Kugeln kugeln (Seite 124)
- Einbeinstand (Seite 86)
- Balancieren auf dem Strich (Seite 87)
- Wiegeschritt mit Armschwingen (Seite 89)
- Vorwärts, rückwärts, seitwärts, stehen (Seite 94)
- Aufstampfen (Seite 96)
- Kissenwerfen (Seite 112)
- Schnapp mit dem Tennisball (Seite 126)

Spazierengehen

Spazierengehen ist eine wundervolle Möglichkeit, ohne Druck und Alltagsstress die Natur zu genießen. Leider kann es für Parkinson-Patienten jedoch auch mit Hürden verbunden sein – sei es, weil deine Begleiter viel schneller laufen oder weil gut gemeinte Ratschläge wie das ewige »Mach doch mal große Schritte« oder »Geh aufrecht« das Vergnügen schmälern. Es gibt eine ganze Reihe von Symptomen, die bei einer Parkinsonerkrankung auftreten können und sich auf das Laufverhalten des Menschen auswirken:

- Kleinschrittigkeit
- Ungehemmter Laufdrang: Dieser kann auch in unwillkürlichem Rückwärtslaufen münden, das nicht mehr gestoppt werden kann.
- Freezing
- Schwindelgefühl
- Vorgebeugte Rumpfhaltung

Kleinschrittigkeit:
Hier gibt es eine Faustregel: Immer dann, wenn du das Gefühl hast, deine Schritte sind viel zu groß und anstrengend, sind sie gerade richtig. Es ist sehr wichtig, dass du die Sinne für deine Bewegungen schärfst – außer deinen Augen. Wenn du immer wieder nachsiehst, ob deine Schritte groß genug sind, siehst du ständig zu Boden. Du solltest jedoch immer dorthin sehen, wohin du willst.

Ein zu Boden gerichteter Blick hat viele Nachteile:

- Du hast keinen Blick mehr für die schöne Umgebung.
- Du kannst herannahende Gefahren nicht sehen.
- Du bekommst einen krummen Rücken.
- Du wirst zu Schwindel neigen.
- Dein Gang wird immer unsicherer, obwohl du das ja gerade verhindern möchtest.
- Durch die gebeugte Haltung wird der Brustkorb komprimiert und sein Volumen verkleinert und du bekommst nicht genug Sauerstoff in deine Lungen. Somit wirst du immer weniger Kraft haben.

Gute Argumente, um die Nase hoch zu tragen und sich auf die eigenen Füße zu verlassen!

Das Gehen wird in zwei Phasen unterteilt: die Standphase und die Schwungphase. Die Standphase sorgt während des Gehens für einen sicheren Stand, die Schwungphase bewegt dich nach vorne. Du benötigst natürlich eine gute Rumpfmuskulatur, um dich aufrecht zu halten. Für den Vorgang des Gehens brauchst du die Beinmuskulatur. Aus diesem Grund sind Übungen zur Stärkung und Erhaltung deiner Beinmuskulatur sehr wichtig.

Ungehemmter Laufdrang:
Ein Symptom der Parkinson-Erkrankung kann das unkontrollierte Laufen oder auch Rückwärtslaufen sein. Das hört sich

erst einmal erschreckend an. Doch es gibt eine Reihe Tricks und Übungen, die dir helfen können, gegen diese Symptomatik anzugehen. Sie müssen täglich und bei jeder Gelegenheit geübt werden. Dann kannst du darauf zurückgreifen, wenn es ernst wird. Nehmen wir den Trick mit dem Schenkelklopfen. Sobald du spürst, dass du eine unkontrollierte Bewegung machst, klopfe dir sofort auf den Oberschenkel. Am besten du sagst dir dabei auch noch: »Stopp!« Das hilft sehr zuverlässig.

Hilfreiche Tricks und Übungen

- Der Trick mit der Vierteldrehung (Seite 46)
- Der Trick mit den Selbstgesprächen (Seite 47)
- Der Trick mit dem Schenkelklopfen (Seite 48)
- Mache einen Diener (Seite 92)
- Ballerina auf der Spitze (Seite 90)
- Aufstehen einbeinig (Seite 82)
- Wechselschritt (Seite 93)
- Wiegeschritt mit Armschwingen (Seite 89)

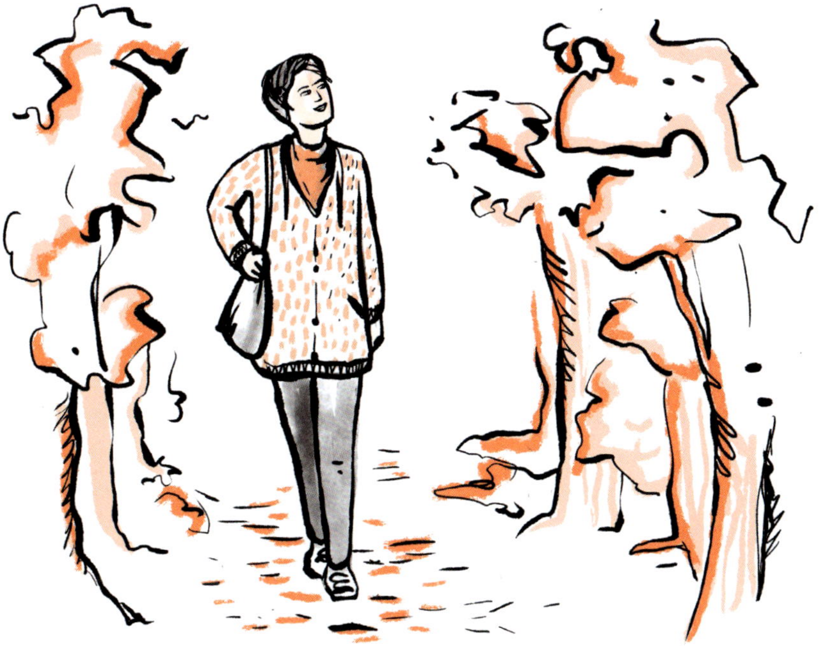

- Vorwärts, rückwärts, seitwärts, stehen (Seite 94)
- Tanzschritt (Seite 99)
- Aufstampfen (Seite 96)
- Treppentrampeln (Seite 98)
- Froschhüpfen (Seite 77)
- Stütz und hüpf (Seite 79)
- Rauf und runter (Seite 81)
- Einbeinstand (Seite 86)
- Hampelmann (Seite 91)
- Wechselschritt (Seite 93)
- Ruf zum Abschluss einer Bewegungsübung: »Stopp!«

Freezing:
Auch beim »Freezing«, dem Verharren in einer Bewegung oder der Unfähigkeit, eine Bewegung auszuführen, hilft das Schenkelklopfen.

Hilfreiche Tricks und Übungen

- Der Trick mit den Selbstgesprächen (Seite 47)
- Der Trick mit dem Schenkelklopfen (Seite 48)
- Der Trick mit dem Stock (Seite 49)
- Der Trick mit der Vierteldrehung (Seite 46)
- Der Trick mit den Hilfsmitteln (Seite 50): Es gibt inzwischen sogenannte Anti-Freezing-Gehstöcke (Seite 52), die einen Lichtstreifen auf den Boden werfen, wodurch das Freezing aufgelöst werden kann.
- Mache einen Diener (Seite 92)
- Ballerina auf der Spitze (Seite 90)
- Aufstehen einbeinig (Seite 82)
- Wechselschritt (Seite 93)
- Wiegeschritt mit Armschwingen (Seite 89)
- Vorwärts, rückwärts, seitwärts, stehen (Seite 94)
- Tanzschritt (Seite 99)
- Aufstampfen (Seite 96)
- Treppentrampeln (Seite 98)
- Froschhüpfen (Seite 77)
- Stütz und hüpf (Seite 79)
- Rauf und runter (Seite 81)
- Einbeinstand (Seite 86)
- Hampelmann (Seite 91)

Schwindelgefühl:
Schwindelgefühle kennen viele Menschen. Genau so vielfältig sind die Ursachen dafür. Oft sind diese ganz harmlos und können einfach behoben werden; z.B. können Dehydrierung oder Unterzuckerung das Problem sein. Auch Probleme mit der Halswirbelsäule, eine zu schnelle Drehung oder ein Problem mit dem vestibulären System im Ohr können der Grund sein. Ich rate, bei gehäuftem Auftreten von Schwindel immer, den Arzt zu Rate zu ziehen. Tritt ein Gefühl des Schwindels auf, kannst du dir folgende Ursachencheckliste vornehmen:

- Muss ich etwas trinken?
- Muss ich etwas essen?
- Bin ich zu schnell aufgestanden oder habe eine Drehbewegung zu schnell durchgeführt?
- Habe ich einen Infekt?
- Habe ich Verspannungen im Nacken und den Schultern, die ich lockern muss?

Hilfreiche Tricks und Übungen

- Der Trick mit der Vierteldrehung (Seite 46)
- Der Trick zum Aufstehen aus dem Sitzen (Seite 45)
- Der Trick mit der Fixierung eines festen Punktes (Seite 48)
- Der Trick mit den Hilfsmitteln (Seite 50): Rollator (Seite 53)
- Bei Problemen des Gleichgewichtsorgans empfehlen sich Übungen mit Drehungen und Beugen des Körpers. Damit trainierst du nicht nur die Muskulatur, sondern auch das vestibuläre System. Mache zum Beispiel:
- Mache einen Diener (Seite 92)
- Ballerina auf der Spitze (Seite 90)
- Aufstehen einbeinig (Seite 82)
- Wechselschritt (Seite 93)
- Wiegeschritt mit Armschwingen (Seite 89)
- Vorwärts, rückwärts, seitwärts, stehen (Seite 94)
- Tanzschritt (Seite 99)
- Aufstampfen (Seite 96)
- Treppentrampeln (Seite 98)
- Froschhüpfen (Seite 77)
- Stütz und hüpf (Seite 79)
- Rauf und runter (Seite 81)
- Einbeinstand (Seite 86)
- Hampelmann (Seite 91)

Vorgebeugte Rumpfhaltung:
Unabhängig von der Diagnose Parkinson leiden viele Menschen an einer schlechten Rumpfhaltung. Das liegt daran, dass wir im Alltag viel sitzen, an der häufigen Arbeit am Computer und dem Gebrauch von Handys.

Hilfreiche Tricks und Übungen

- Der Trick mit der Vierteldrehung (Seite 46)
- Der Trick mit dem Daumen raus (Seite 43)
- Der Trick mit dem Kirschkernkissen auf dem Kopf (Seite 44)
- Der Trick mit dem Luftkissen (Seite 41)
- Der Trick mit dem Wackelstuhl (Seite 42)
- Mache einen Diener (Seite 92)
- Ballerina auf der Spitze (Seite 90)
- Aufstehen einbeinig (Seite 82)
- Wechselschritt (Seite 93)
- Wiegeschritt mit Armschwingen (Seite 89)
- Vorwärts, rückwärts, seitwärts, stehen (Seite 94)
- Tanzschritt (Seite 99)
- Aufstampfen (Seite 96)
- Treppentrampeln (Seite 98)
- Froschhüpfen (Seite 77)
- Stütz und hüpf (Seite 79)
- Rauf und runter (Seite 81)
- Einbeinstand (Seite 86)
- Hampelmann (Seite 91)

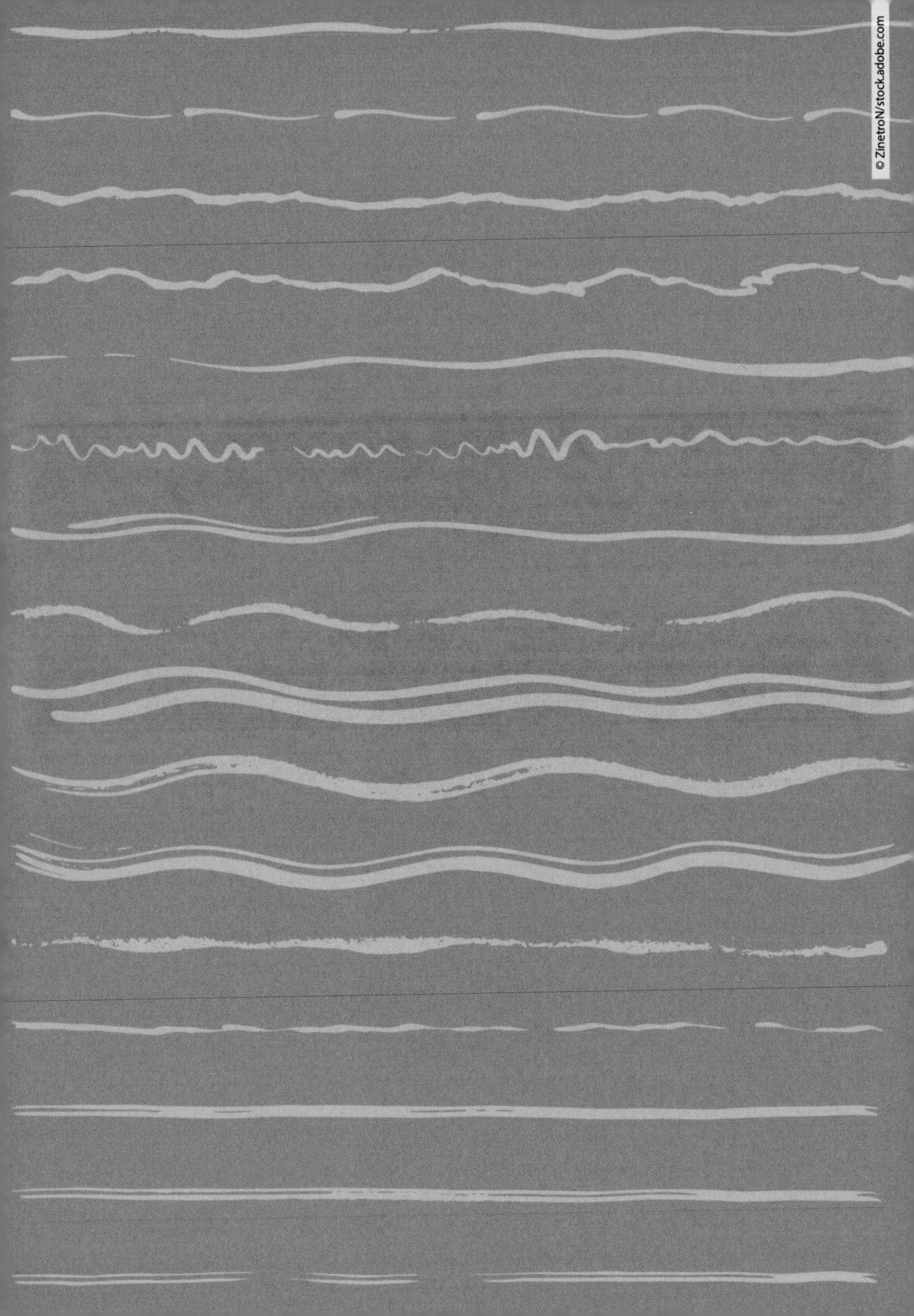

Hilfreiche Tricks für den Alltag

Warum soll man sich das Leben nicht auch einmal leichter machen? Mit meinen Tricks und Tipps gelingt der Alltag gleich viel besser!

Der Griff in die Trickkiste

Hier findest du Lösungsvorschläge, die sich einfach im täglichen Leben anwenden lassen, um schwierig gewordene Alltagssituationen selbstständig zu meistern.

In jedem Parkinson-Patienten schlummern viele Talente und ein reger Geist. Diese gilt es zu wecken, zu stärken und zu fördern. Dinge, die schwerfallen oder als ein unüberwindbares Hindernis empfunden werden, können mithilfe ganz einfacher Tricks und Kniffe überwunden werden. Die hier vorgestellten Tricks habe ich gemeinsam mit meinen Patienten auf Basis ihrer Problemschilderungen erarbeitet und sie wurden im Anschluss in der Praxis erprobt. Probiere sie einfach aus und nimm dir aus dem »Menü« das, was für dich gut funktioniert. Vielleicht regen sie dich auch an, für individuelle Probleme eigene Tricks zu ersinnen?

Wichtig: Die Tricks müssen genauso trainiert werden wie auch die täglichen Übungen. Je mehr du sie übst und in deinem täglichen Leben anwendest, umso besser können sie dir helfen

Motorische Unruhe im Arm und in der Hand (Tremor)

Manchmal wird es im Laufe des Tages unerträglich, feinmotorische oder kleine Arbeiten zu erledigen. Das Arbeiten am Computer wird dadurch immer schwieriger. Oder du willst deine volle Kaffeetasse zum Tisch tragen und du weißt jetzt schon, das klappt nicht. Deine Hand zittert und die Flüssigkeit schwappt über. Du sagst dir selber vor: »Ruhig halten, nicht zittern«, aber natürlich bringt das gar nichts, eher wird es noch schlimmer.

Wenn du beim Arbeiten oder Essen Unruhe in den Armen oder Händen empfindest, gibt es einige einfache Tricks:

Der Trick mit dem Wasserglas

Stell dir vor, du sitzt beim Essen und du brauchst eine ruhige Hand. Nimm in die eine Hand die Gabel und umfasse mit der anderen ein Wasserglas oder einen Kaffeebecher. Umfasse das Glas oder den Kaffeebecher mit der ganzen Hand. Damit schaffst du dir einen Ruhepol. Dein Unterarm ruht dabei auf dem Tisch. Du wirst feststellen, dass du nun mit Ruhe die Gabel zum Mund führen kannst.

Der Trick mit dem Gedankenspiel

Du wirst nicht glauben, welche Macht deine Gedanken haben. Die Lösung liegt im Umdenken. Du musst wegkommen von den negativen Gedanken, in denen du dir ausmalst, was schiefgehen wird. Das braucht ebenso wie Entspannungstechniken viel Übung. Vielleicht musst du auch verschiedene Techniken kombinieren, um zum Erfolg zu gelangen. Ich möchte dir drei Möglichkeiten aufzeigen:

1. Tagtraum: Stelle dir vor, wie du z.B. mit der Tasse sicher und leichtfüßig zum gewünschten Ort gehst. Denke nicht darüber nach, was passieren könnte, stelle dir den Idealfall vor.
2. Kontrolliere deine Atmung und stelle dir in Gedanken vor, was du als Nächstes tun möchtest. Zum Beispiel ein leckeres Stück Kuchen essen.
3. Kontrolliere deine Atmung und mache Gehirnjogging. Zum Beispiel suche Wörter, die mit A aufhören, oder Wörter, die sich reimen, oder ziehe von 99 wieder und wieder 7 ab.

Der Trick mit dem Händeschütteln

Wenn unsere Makulatur verkrampft ist, lockern wir sie. Wenn unsere Arme zu schwere Lasten tragen und die Muskeln anfangen zu zittern, dann schütteln wir sie. Genau so funktioniert auch der

Ob beim Kochen, beim Schreiben mit dem Kuli oder bei anderen Tätigkeiten, die eine ruhige Hand brauchen – der Trick mit dem Wasserglas funktioniert!

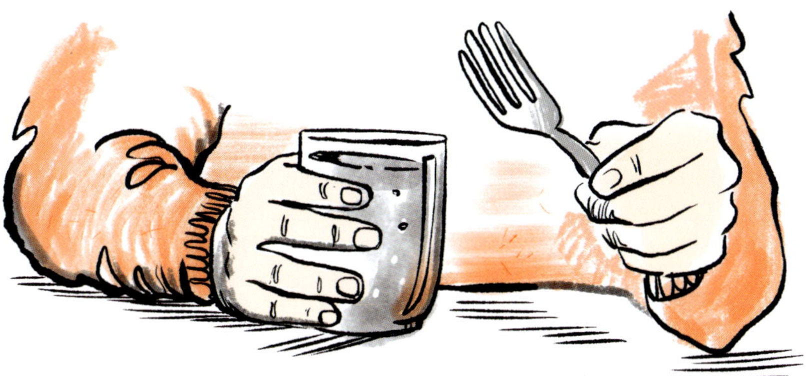

Trick mit dem Händeschütteln. Schüttele deine Hände einmal kurz durch, wenn sie zu zittern beginnen. Dazu winkele die Unterarme etwas an und »schnicke« die Hände nach unten. Siehe da, die Arme und Hände entspannen sich.

Warum dieser Trick so gut hilft? Du setzt einen Gegenpol. Nicht dein Kopf steuert die Bewegung, sondern du. Damit setzt du ein Zeichen und dein Gehirn bekommt erst einmal ein »Stopp« signalisiert. Probiere es aus! Du musst das Ausschütteln deiner Arme immer wieder üben, damit deine Bewegungen nicht steif werden.

Der Trick mit dem großen Mousepad

Dieser Lösungsansatz ist speziell für das Arbeiten am PC gedacht: Dabei muss die »Maus-Hand« oft viele kleine Bewegungen machen. Das viele Klein-Klein macht auf die Dauer nervös und führt zu Verkrampfungen der Muskulatur. Außerdem verstärkt es die motorische Unruhe. Wenn du beim Arbeiten mit der Computermaus immer wieder kleine Bewegungen machen musst, kannst du dir ganz einfach abhelfen: Verwende ein Mousepad mit einer größeren Arbeitsfläche oder verzichte gleich ganz darauf und nutze die Tischplatte, wenn das geht. Damit vergrößert sich automatisch die Fläche, auf der du dich bewegen kannst. Abhilfe kann auch ein größerer Bildschirm bringen.

Der Trick mit dem großen Bildschirm

Auch die Größe des Bildschirms ist entscheidend: Ist der Bildschirm und das darauf Abgebildete größer, werden auch die Bewegungen mit der Maus größer. Lass dich im Fachhandel beraten. Diese Anschaffung kann unter Umständen durch das Integrationsamt (Seite 144) gefördert werden.

Der Trick beim Zuknöpfen

Das Zuknöpfen kann mit zitternden Händen eine wirklich anstrengende Angelegenheit werden. Das Hauptproblem dabei ist, dass du zwei nicht stabile Materialien zu einer stabilen Einheit verbinden musst. Soll heißen, der Knopf ist an einem Stoff fixiert und soll durch einen weichen Stoff gebracht werden. Du hast nichts, woran du dich festhalten kannst.

Nimmt den Stoff unterhalb des Knopfes und drücke ihn fest zusammen, so dass der Knopf richtig absteht. Du musst dazu den Stoff der Knopfleiste mit Daumen und Zeigefinger unterhalb des Knopfes fest zusammenkneifen. Der Knopf ist nun ganz frei und besser zu greifen. Stecke die Zeigefingerspitze der anderen Hand von außen durch das Knopfloch und hake den Fingernagel unter den äußeren Knopfrand. Nun kannst du den Kopf einfädeln. Schiebe den Knopf zwischen Zeige- und Mittelfinger bis zur Hälfte in das Knopfloch. Ziehe dann den Stoff über den Knopf.

Es ist fast geschafft. Nun brauchst du Kraft. Greife jetzt mit Daumen und Mittelfinger an den Rand des Knopfes. Fahre mit dem Daumennagel am Rand entlang, bis der Stoff ganz über dem Knopf ist. Dabei kann die Hand an der Knopfleiste gut mithelfen und auch einen leichten Zug ausführen.

Wenn du Probleme mit unruhigen Händen hast, schau dir die betreffenden Tricks (Seite 38) an, ebenso die Tricks gegen ein kleines Bewegungsausmaß (Seite 45).

Motorische Unruhe in den Beinen

Viele Parkinson-Patienten leiden nach längerem Sitzen unter Unruhe in den Beinen. Dies kann mit großen Konzentrationsschwierigkeiten einhergehen. Das Bedürfnis, die Beine zu bewegen, wird dringlich. Die Beine beginnen zu zappeln. Die Konzentration nimmt ab. Wenn du beim Arbeiten oder im privaten Umfeld nach längerem Sitzen Unruhe empfindest, kannst du dir sehr gut helfen:

Der Trick mit dem Treppensteigen

Ideal ist es, eine kleine Pause zu machen und diese für etwas Bewegung zu nutzen. Gehe zum Beispiel für zehn Minuten die Treppen im Büro hinauf und hinunter. Einer meiner Patienten legt, bevor er zum Schluss die Treppe wieder nach oben steigt, noch eine Zwischenübung ein: Er wippt mit den Füßen auf der untersten Stufe einige Male auf und ab und streckt sich beim Wippen nach oben, so gut er kann. Dies ist gut investierte Zeit, die im Anschluss produktivere Arbeit ermöglicht.

Der Trick mit dem Fußwechsel-Spiel

Wenn du beim Arbeiten oder im privaten Umfeld nach längerem Sitzen eine Unruhe empfindest und keine Möglichkeit hast, ein paar Schritte auf der Treppe zu machen, dann schaff dir mit diesem Wechselspiel Abhilfe. Den einen Fuß stellst du auf die Ferse und den anderen auf die Spitze. Nun wechsele diese Positionen. Dabei wird vorübergehend die Konzentration auf die Bewegung verlagert, die Unruhe lässt nach. Einfach mal probieren, es ist verblüffend, wie gut es klappt.

Der Trick mit dem Luftkissen

Wenn du beim Arbeiten oder im privaten Umfeld die Sitzposition öfter verändern möchtest, um dem Drang nach Bewegung nachzukommen, besorge dir ein Balancekissen zum Sitzen. Diese luftgefüllten Kissen sind auch gut geeignet, das Gleichgewicht zu trainieren, zudem fördern sie eine aufrechte Sitzposition und die Rückenmuskulatur wird trainiert. Auf einem solchen Kissen kannst du ständig in Bewegung bleiben und das Gewicht verlagern.

Der Trick mit dem Schuheausziehen

Gegen die Unruhe in den Beinen kann auch schlicht und einfach Schuheausziehen helfen. Barfuß oder in Strümpfen laufen tut gut. Hierfür gibt es eine ganz einfache Erklärung: Die Füße sind weniger eingeengt. Durch den direkten Kontakt mit dem Boden gewinnst du ein Gefühl der Bodenhaftung. Ein flacher Druck auf die Fußsohle vermittelt dir Ruhe.

Haltungsprobleme, geringe Kraft

Ein Symptom von Parkinson kann eine nach vorne gekrümmte Rumpfhaltung und verminderte Kraft sein. Die Muskulatur kann durch die Erkrankung nicht mehr genutzt werden, zudem kommt es durch den Tremor zu einem hohen Muskeltonus. Die Muskeln sind stark angespannt und die Muskel-Faszien verkleben. Dadurch kann die Kraft nicht mehr im vollen Umfang genutzt werden. Im Bereich der Brustmuskulatur verkürzen sich die Muskeln und Bänder des Bewegungsapparates. Die verlangsamten Bewegungen und die gekrümmte Haltung lassen eher auf einen geringen Muskeltonus schließen, jedoch das Gegenteil ist der Fall. Die Muskelkraft lässt sich jedoch nicht mehr nutzen. Hier habe ich ein paar Tricks für dich.

Der Trick mit dem Ball

Bälle sind ein sehr vielseitiges Hilfsmittel. Man kann mit ihnen Haltungsproblemen und den verkürzten Muskeln in Rumpf und Beinen entgegenwirken. Unter dem Schreibtisch oder beim Fernsehen kann man sich damit ganz nebenbei etwas trainieren. Auch bei Unruhezuständen kann ein Ball gute Abhilfe leisten. Nimm dir einen Ball von etwa 15–20 Zentimetern Durchmesser und klemme ihn dir zwischen die Knie. Dafür setzt du dich nach vorne auf die Stuhlkante. So kannst du dich nicht bequem anlehnen und musst aufrecht sitzen. Die Rückenmuskulatur wird damit gut trainiert. Die Beine müssen angespannt bleiben, um den Ball zu halten. Der Ball kann auch zwischen Stuhllehne und Rücken geklemmt werden oder zwischen die Füße genommen werden, oder ein Fuß kann den Ball vor- und zurückrollen.

Der Trick mit dem Wackelstuhl

Es gibt Bürostühle, die ein dynamisches Sitzen ermöglichen – sie sind nicht so stabil wie herkömmliche Stühle, z.B. aufgrund einer abgerundeten Basis. Meist haben sie auch keine Rückenlehne, die der Wirbelsäule so viel Stabilisationsarbeit abnimmt. Dadurch fördern sie eine gute Körperhaltung. Es gibt verschiedenste Modelle; am besten lässt du dich in einem Fachgeschäft beraten, wo du auch mehrere Stühle ausprobieren kannst. Auch das Integrationsamt (Seite 144) kann hier mit Rat und Tat zur Seite stehen. Der dort ansässige Technische Dienst ist dafür zuständig.

Der Trick mit dem Bildschirm

Beim Arbeiten an einem Bildschirm bekommt man leicht Haltungsprobleme. Auch ich habe es beim Schreiben an diesem Buch immer wieder bemerkt. Der Kopf ist nach vorne geneigt und der Rücken gekrümmt. Diese Körperhaltung ist typisch, wenn der Arbeitsplatz nicht ergonomisch eingerichtet ist. Durch kleine Veränderungen kann man hier viel bewirken.

Es ist wichtig, den Computerbildschirm so einzustellen, dass der Kopf gerade ist. Häufig stehen die Bildschirme zu niedrig und sorgen für gesenkte Köpfe. Das obere Drittel des Bildschirms sollte sich auf Augenhöhe befinden. Bei Bedarf kannst du den Bildschirm auf einen Sockel oder ein paar dicke Bücher stellen. Oft ist es schwer, die eigene Haltung einzuschätzen – bitte eine andere Person, sich deine Haltung anzusehen, oder besprich dich mit deinem Therapeuten.

Für die optimale ergonomische Einrichtung deines Arbeitsplatzes gibt es auch Fachleute. Diese stimmen Sitzgelegenheit und Schreibtisch genau auf deinen Körper ab, so dass du die Beine im 90-Grad-Winkel in Hüft- und Kniegelenk aufstellen kannst. Auch die Position der Armlehnen (abschließend mit der Tischkante) und der Tastatur (nahe an der Tischkante) sind wichtig. In größeren Betrieben wird häufig eine solche Beratung angeboten. Hast du einen Behinderungsgrad anerkannt bekommen, kannst du Unterstützung auch über das Integrationsfachamt anfordern. Dessen Fachleute haben immer wieder verblüffende Ideen und sorgen für einen gut gestalteten Arbeitsplatz.

Der Trick mit dem Daumen raus

Ein krummer Rücken ist nicht nur beim Laufen und bei vielen anderen Bewegungen hinderlich, ein krummer Rücken wird auch irgendwann zu schmerzen beginnen. Die Brustmuskulatur verkürzt sich und die Muskeln im Rücken-Schulter-Nackenbereich verhärten sich und schmerzen. Außerdem kann diese Körperhaltung auch die Ursache für Schwindel sein.

Richte bitte deinen Oberkörper auf. Das kannst du im Sitzen genauso gut tun wie im Stehen. Deine Arme hängen locker rechts und links an deinen Körperseiten. Nun drehen die Daumen nach außen, bis deine Handflächen nach vorne zeigen. Mit dieser Bewegung setzt du einen Hebel in Gang. Durch die Armdrehung werden die Schulterblätter im Rücken zusammengeschoben und dein Oberkörper richtet sich auf. Teste den Unterschied: Wenn du die Arme in die Ausgangsposition drehst und lockerlässt, fällt dein ganzer Oberkörper vornüber. Nun richte dich wieder auf, ganz langsam, Rückenwirbel für Wirbel. Dabei kannst du ganz langsam die Arme mitdrehen. In der Aufrichtung angekommen, zeigt dein Daumen nach außen und die Schulterblätter sind zusammengeschoben.

Diesen Ablauf kannst du als regelmäßige Übung in deinen Alltag integrieren. Zum Trick wird das Ganze beim Laufen oder Sitzen: Sobald du deine Haltung korrigieren musst, kannst du die Daumen nach außen drehen. Und schon merkst du, wie sich eine aufrechte Körperhaltung anfühlt.

Der Trick mit dem Kirschkernkissen auf dem Kopf

Vielleicht sagen auch deine Angehörigen, Freunde und Therapeuten immer wieder: »Kopf hoch!«, »Suchst du was am Boden?« und so weiter. Das ist sehr bedrückend, denn ein Mensch mit der Parkinsonerkrankung spürt diese Fehlhaltung nicht. Das Gehirn gaukelt ihm eine andere Haltung vor. Die gut gemeinten Ratschläge sind mitunter schwer zu befolgen.

Werfen wir einen Blick nach Afrika. Dort haben die Frauen eine aufrechte, stolze Körperhaltung. Dies verdanken sie der Tatsache, dass sie schwere Gegenstände tragen, indem sie diese auf dem Kopf balancieren. Keine Sorge, du sollst nicht mit einem Wassereimer auf dem Kopf herummarschieren. Ein Kirschkernkissen oder Buch tut es auch. Am besten ist der Effekt, wenn du über längere Zeiträume etwas auf dem Kopf trägst – du kannst ja beim Spazierengehen eine Mütze darüberziehen!

Schwierigkeiten beim Aufstehen

Es fällt uns ja sowieso oft schwer, aus dem Bett aufzustehen; kommt dann noch hinzu, dass du einfach nicht mehr weißt, wie die Bewegungen gemacht werden müssen, oder der Körper streikt, wird es erst recht anstrengend. Auch das Aufstehen von einem Stuhl kann problematisch sein. Hier gibt es Tricks für beide Situationen.

Der Trick mit dem Beinzug

Dieser Lösungsansatz für das Aufstehen aus dem Bett beruht auf physikalischen Prinzipien. Zum einen wird Schwung genutzt, zum anderen die Hebelwirkung eingesetzt und ein verkürzter Winkel hilft, die Schwerkraft zu überwinden.

Du liegst ganz entspannt auf dem Rücken im Bett. Nun ziehe ein Knie an, so dass du dein Schienbein mit beiden Händen umfassen kannst. Das andere Bein liegt ausgestreckt auf der Liegefläche. Die Hebelwirkung entsteht, indem du dich mit Schwung mit dem Oberkörper nach oben und gleichzeitig deinen Fuß in Richtung der Matratze ziehst. Du sitzt jetzt aufrecht im Bett. Nun drehe dich zur Bettkante und schiebe die Beine über die Kante auf den Boden. Stelle die Beine breit auf, damit du sicher stehen kannst. Jetzt kannst du aufstehen (siehe auch nächster Trick).

Du kannst es dir auch etwas leichter machen, indem du dich so hinlegst, dass du die Bettkante in den Kniekehlen hast und deine Füße schon auf den Boden stellen kannst. So wird die Hebelwirkung bei der Schwungbewegung verstärkt. Außerdem bist du dann gleich mit den Füßen auf dem Boden.

Diesen Trick kannst du wie eine Gymnastikübung in deinem täglichen Leben nutzen.

Der Trick zum Aufstehen aus dem Sitzen

Beim Aufstehen machen wir häufig den Fehler, dass wir zu bequem sind. Wir stützen uns gern mit den Armen ab, um den Kraftaufwand gering zu halten, den Blick haben wir oft nach unten gerichtet. Mit diesem Trick kannst du das ändern.

Stelle deine Beine im Sitzen weit auseinander. Als Hilfslinie nimm die Stuhlbeine. Stelle deine Beine rechts und links außen neben das Stuhlbein. Dann richte deinen Blick nach oben, dahin, wohin du mit deiner Körperbewegung möchtest. Du kannst auch die Arme nach vorne ausstrecken, um deine Bewegung noch besser zu unterstützen. Die Kraft zum Aufstehen kommt aus den Oberschenkeln – konzentriere dich darauf, hier alle Kraft zu sammeln, bevor du die Aufstehbewegung mit ein bisschen Schwung einleitest. Indem du dich vorne an die Kante setzt, kannst du der Bewegung noch etwas mehr Schwung geben.

Beim Setzen taste mit den Händen hinter dir nach der Sitzgelegenheit. So kannst du dich hinsetzen, ohne dabei nach hinten zu sehen. Das führt dazu, dass du dich langsamer nach unten bewegst. Das kostet dich viel mehr Kraft und das stärkt die Muskulatur.

Diesen Trick kannst du auch als Übung nutzen. Mache jeden Tag einige Male hintereinander eine Gymnastikübung aus dem Aufstehen und Hinsetzen. So kannst du dein tägliches Training gezielt mit einer Übung zur Kräftigung deiner Beinmuskulatur und dem Verinnerlichen eines Tricks bereichern.

Kleines Bewegungsausmaß

Der Bewegungsradius wird bei Menschen mit Parkinsonerkrankung immer kleiner. Das Gehirn macht dir aber gleichzeitig vor, dass deine Bewegung ganz normal groß ausgeführt werden. Am Gang merkt man das am schnellsten, die anderen laufen auf einmal immer schneller als man selbst. Beim Autofahren fällt es dir vielleicht auch auf: Du lenkst in der

Kurve (gefühlt) so wie immer, aber das Auto reagiert nicht wie gewohnt.

Der Trick mit der Vierteldrehung

Dieser Trick hilft dir, Drehbewegungen effizient zu bewältigen Du stellst die Füße hüftbreit auf. Achte auf deine Haltung – immer schön die Nase oben tragen! Schaue in deine Bewegungsrichtung und fixiere einen Punkt in Augenhöhe. Nun drehe die rechte Fußspitze nach außen. Der Fuß muss mit der Spitze nach rechts zeigen, die Drehung muss mindestens 60–90 Grad betragen. Am besten, du machst die Übung auf einem Fliesenboden mit großem Fliesen. Da kannst du die Fugen als Markierung nehmen. Das ist jedoch nur eine Hilfe für den Anfang. Denn du schaust sonst nur auf den Boden und da haben deine Blicke nichts verloren. Ist der Fuß weit genug nach außen gedreht, kann der linke nachfolgen: Zieh ihn nach vorne und stelle ihn neben den rechten. Achte auf hüftbreiten Abstand zwischen den Füßen. Die Drehung ist perfekt.

Üben, üben, üben. Füge den Trick mit der Vierteldrehung zu den Übungen hinzu, die du fest in dein tägliches Programm einplanst.

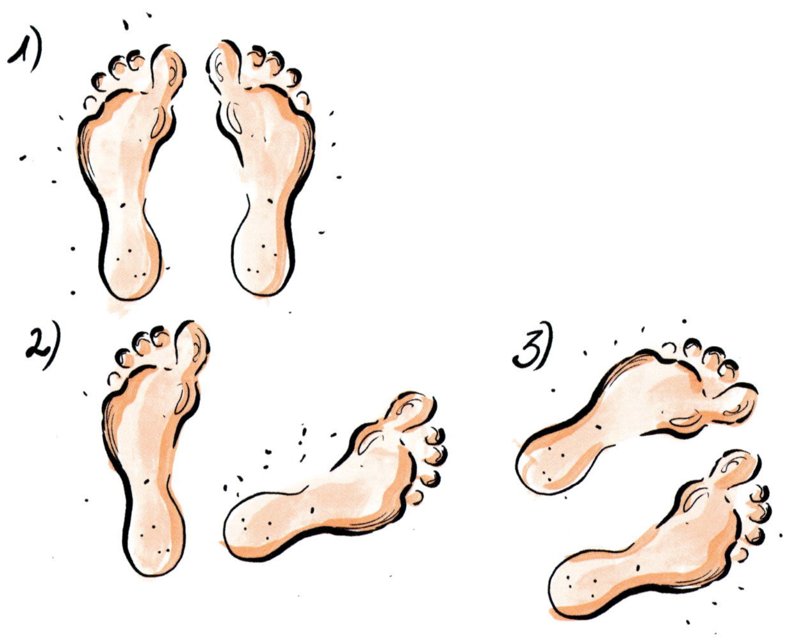

Diese Drehung solltest du auf beiden Seiten immer wieder üben. Ganz egal ob du den Küchenschrank einräumst, aus dem Auto ausgestiegen bist oder den Boden kehren möchtest, immer wenn du dich irgendwohin wenden willst, brauchst du die Vierteldrehung.

Der Trick mit den Selbstgesprächen

Sei dein eigener Kommandeur. Indem du dir selbst Kommandos gibst, kannst du dich selbst motivieren. Egal ob du trainierst oder einfach nur läufst, gib dir selbst Anweisungen – möglichst laut. Das hilft am besten.

Nehmen wir an, du möchtest deinen Fuß in einer Vierteldrehung bewegen. Dann sage dir: »Vierteldrehung.« Das laute Kommando wird dich unterstützen. Probiere es aus. Auch beim Laufen kannst du dir immer wieder sagen: »Großer Schritt.« Und siehe da: Du machst große Schritte. Allein dass du es während der Bewegung aussprichst, während du die Bewegung machst, bedeutet, dass du deinen Schritt erst beendest, wenn du ausgesprochen hast. Da muss die Schrittlänge ja groß ausfallen.

Der Trick mit den weggestellten Gegenständen

Stelle alle Gegenstände, die du häufig benötigst, weit weg von dir. Beim Greifen danach achte darauf, dass dein Arm durchgestreckt ist. Dein Oberkörper darf nicht nach vorne geneigt werden. Am Anfang ist das ein komisches Gefühl. Bald wirst du jedoch den Erfolg merken.

Der Trick mit dem markierten Lenkrad

Ein immer kleiner werdendes Bewegungsausmaß führt auch dazu, dass beim Lenken des Autos die Lenkbewegung nicht mehr im vollen Ausmaß ausgeführt wird. Das kann problematisch werden, weil die Lenkbewegungen eventuell in der jeweiligen Situation nicht ausreichen.

Markiere darum dein Lenkrad mit einem Klebeband (achte darauf, dass es sich farblich deutlich vom Lenkrad abhebt). Stelle zunächst das Lenkrad in eine neutrale Position. Markiere dann die Stelle, wo bei einer Uhr die 12 stünde. Nun hast du einen Fixpunkt, der dir Orientierung bietet, wie das Lenkrad gerade steht. Wenn du in eine Kurve steuerst, kannst du so besser einschätzen, ob du das Lenkrad weit genug eingeschlagen hast. Mit einem schnellen Blick aufs Lenkrad weißt du sofort Bescheid. Deine Wahrnehmung wird durch den Blick auf die Markierung verändert und du kannst die Situation besser einschätzen. Achte aber darauf, nur kurze Kontrollblicke zu machen – du solltest beim Fahren natürlich nach vorn sehen. Du kannst die Markierung auch mit den Fingern erspüren – dann musst du nicht nach unten sehen.

Der Trick mit dem großen Gefühl

Wie kannst du dein Gehirn überlisten und deinen sicheren Gang wieder zurückerlangen? Spiele deinem Kopf einen Streich! Die Lösung ist verblüffend einfach: Immer dann, wenn du das Gefühl hast, deine Schritte oder Bewegungen seien viel zu groß und zu anstrengend, dann sind sie genau richtig. Zieh die Siebenmeilenstiefel an und zeige deinem Gehirn, wo es langgeht. Dies ist ein Lernprozess und bald schon wirst du es verinnerlicht haben. Dein Gehirn kann in jedem Alter lernen. Du kannst große Bewegungen wieder neu erlernen. Lass dich von deinem Gehirn da nicht verunsichern.

Schwindel

Für Schwindelgefühle gibt es viele Ursachen. Es kann zum Beispiel eine Trägheit des vestibulären Systems, des Gleichgewichtsorgans im Innenohr, sein, es kann an den Nackenwirbeln liegen, an Dehydrierung oder an Kreislaufproblemen. Schwindelgefühle können harmlos sein und durch einfache Maßnahmen kann Abhilfe geschaffen werden. Es können aber auch schwerwiegendere Ursachen vorliegen. Deshalb sollten häufig auftretende Schwindelgefühle von einem Arzt diagnostisch abgeklärt werden.

Der Trick mit der Fixierung eines festen Punktes

In der konkreten Situation hilft ein einfacher Trick: Hebe deinen Kopf und fixiere einen festen Punkt in deinem Sichtfeld. Das kann ein Bild, eine Blume oder eine Tür sein. Sobald du deine Aufmerksamkeit auf diesen Punkt gerichtet hast, wird das Schwindelgefühl besser.

Freezing

Viele Parkinson-Patienten kennen das: Man will loslaufen und nichts tut sich. Die Beine verweigern ihren Dienst. Der Kopf arbeitet, aber die Befehle kommen einfach nicht an. Diese unangenehme Blockade, das plötzliche Erstarren, nennt man Freezing.

Der Trick mit dem Schenkelklopfen

Eine einfache Abhilfe ist Schenkelklopfen. Ein Schlag mit der flachen Hand auf den Oberschenkel kann die Starre lösen. Wichtig ist, dass du das trainierst, damit du den Trick präsent hast, wenn die Starre auftritt. Übe den Trick an der Treppe auf der ersten Stufe. Wiederhole diese Übung mindestens fünf Mal hintereinander mit demselben Fuß. Schlage dir mit der flachen Hand leicht auf den Oberschenkel. Am besten gibst du dir dabei noch ein Kommando, wie zum Beispiel: «Auf geht's.« Dann stampfst du mit dem Fuß auf die Stufe und stellst ihn dann wieder ab.

Der Trick mit dem Stock

Eine weitere Technik, das Freezing zu beenden, ist, den Blick auf eine Linie oder eine Bodenfuge zu richten, dann wird die Starre wieder aufgehoben. Nun hat man nicht immer einen Balken oder eine Bodenfuge zur Verfügung. Ein Patient berichtete mir zum Beispiel, dass ihn das Freezing immer wieder während seiner Spaziergänge im Wald ereilte. Im Wald mangelt es naturgemäß ein wenig an Bodenfugen.

Wir erarbeiten eine einfache Lösung: Mein Patient hebt am Anfang des Spaziergangs einen Ast vom Boden auf. So kann er den Stock im Fall einer Starre vor sich auf den Boden werfen. Das hebt das Freezing auf und der Spaziergang kann weitergehen. Natürlich wird dann gleich ein neuer Stock (oder der alte) aufgehoben.

Es gibt zudem Hilfsmittel (Seite 52), die in einem Freezing-Moment genutzt werden können.

Koordinationsprobleme

Deine Bewegungen und das, was du dann effektiv erreichst, sind nicht immer stimmig. Oft ist das sehr frustrierend, besonders wenn das Umfeld es dann auch noch munter kommentiert. Wenn du mal wieder das Gefühl hast, nicht weiterzukommen, dass deine Bewegungen nicht dem entsprechen, was du

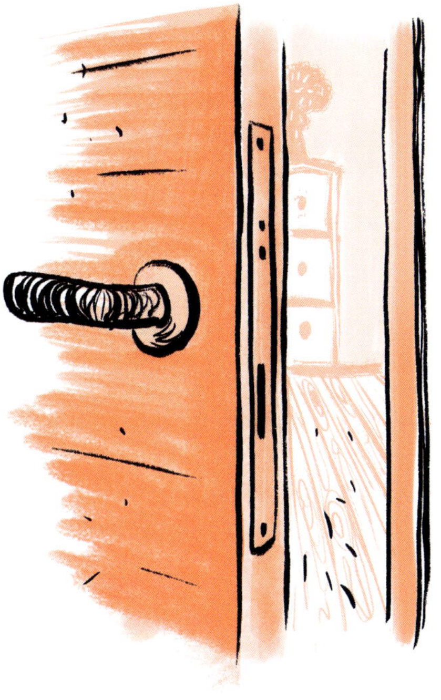

Der Trick für das Öffnen der Tür funktioniert bei Haustüren, Zimmertüren und Schranktüren.

möchtest, dann versuche es doch einfach mal mit diesem Trick:

Der Trick für das Öffnen der Tür

Auch simple Alltagstätigkeiten wie das Öffnen einer nach innen aufgehenden Tür können zu einer großen Aufgabe werden. Eine Tür, die nach innen aufgeht, beansprucht ein hohes Maß an Bewegungskoordination. Zunächst muss ich mich in einem angemessenen Abstand vor die geschlossene Tür stellen, den Arm zur Türklinke bewegen und diese nach unten drücken. Im selben Moment muss ich einen Schritt zurück machen, um Platz zu schaffen, damit ich die Tür auf mich zu öffnen kann. Dann muss ich einen weiteren Schritt nach hinten machen, um sie vollständig zu öffnen. Für Menschen mit Behinderungserfahrung können solche komplexen Koordinationsaufgaben sehr schwer sein.

Unsere Lösung ist ganz einfach. Du stellst dich neben den Türrahmen. Aus dieser Position kannst du ganz einfach die von der Wand entfernte Hand auf den Türgriff legen und ihn nach unten drücken. Die Tür springt auf, du kannst ihr mit der Hand noch einen kleinen Schubs geben und kannst einfach hindurchgehen, ohne Rückwärtsschritte oder sonstige Bewegungen.

Der Trick mit dem richtigen Start

Bei der Ausprägung der Parkinsonsymptomatik ist in der Regel eine Körperhälfte stärker betroffen. Um diese betroffene Seite geht es nun.

Nehmen wir einmal an, eine ganz einfache Übung will einfach nicht gelingen. Zunächst ist es ganz wichtig, dass man alle Übungen zuerst auf der nicht betroffenen beziehungsweise »starken« Seite macht. Unser Gehirn kann die Übung so abspeichern und dann auch leichter auf der anderen Körperseite ausführen. Einfach, aber effektiv.

Genauso solltest du verfahren, wenn du im Alltag spürst, dass eine Bewegung nicht zu einem guten Ergebnis führt. Wechsele einfach die Hand oder beginne mit dem anderen Bein.

Der Trick mit den gespiegelten Bewegungen

Auch dieser Trick kann helfen, wenn es auf einer Seite einfach nicht klappen will. Zunächst atme tief durch und fange noch einmal neu an. Nehmen wir an, du möchtest einen Stock hochwerfen und mit derselben Hand wieder auffangen. Mit der anderen Hand hat die Übung gut funktioniert. Nun begeben sich beide Hände in die gleiche Position, die schwache Hand mit, die andere ohne Stock. Nun wirf den Stock nach oben. Parallel dazu machst du die Bewegung auch mit der anderen Hand. Sieh da, es klappt. Gerade im Bereich der Feinmotorik ist das ein sinnvoller Trick.

Der Trick mit den Hilfsmitteln

Grundsätzlich gilt immer: »So wenig Hilfsmittel wie möglich, so viele wie nötig.« Idealerweise schaffst du es durch regelmäßiges Training, Alltagstätigkeiten weiterhin ohne Hilfsmittel zu verrichten. Wo du jedoch ohne Hilfsmittel nicht zurechtkommst, oder zur Sturz- und Unfallprophylaxe sind Hilfsmittel durchaus sinnvoll.

Fang jedoch nicht an, Vermeidungsstrategien einzusetzen. Ein Beispiel: In einer Selbsthilfegruppe wird über die Probleme beim Bezahlen mit Kleingeld gesprochen. Die Lösung bestand darin, fortan mit einer Geldkarte zu bezahlen. Das ist keine Lösung, das ist Vermeidung. Du kannst alle Bewegungen ausführen! Vielleicht benötigest du etwas Unterstützung. Mehr nicht!

Wäscheklammer mit großer gummierter Grifffläche

Wäscheklammern können schwierig zu handhaben sein. Achte beim Kauf darauf, dass die Grifffläche breit ist und eine Gummierung aufgebracht wurde. Das hilft beim Zusammendrücken der beiden Griffe und verhindert ein Abrutschen. So eine Wäscheklammer ist auch ein gutes Trainingsgerät, um die Kraft in deinen Fingern zu stärken.

Schuh- und Strumpfanziehhilfe selbst gemacht

Du kannst dir ganz einfach einen effektiven Schuh- und Strumpf-Anzieher selbst herstellen. Dazu brauchst du einen 10-Liter-Kunststoffeimer. Zeichne dir vom Rand ausgehend mit einem Edding einen langgezogenen Halbkreis auf. Schneide den Halbkreis mit einer starken Schere aus. Schleife die Schnittkante sorgfältig ab. Nun machst du knapp unterhalb des Randes zwei Löcher in das Plastik. Du kannst zu diesem Zweck einen Nagel heiß machen und durch das Plastik drücken oder die Bohrmaschine nehmen. Ziehe eine dicke Schnur durch die Löcher und fertig ist die Anziehhilfe. Stecke das Plastikteil zum Anziehen in den Strumpf – so gleitet dein Fuß leichter hinein.

Die selbstgemachte Griffverdickung

Es gibt verschiedene Möglichkeiten eine Griffverdickung für verschiedene

Die Strumpfanziehhilfe ist ganz leicht selbst gemacht und sehr effektiv!

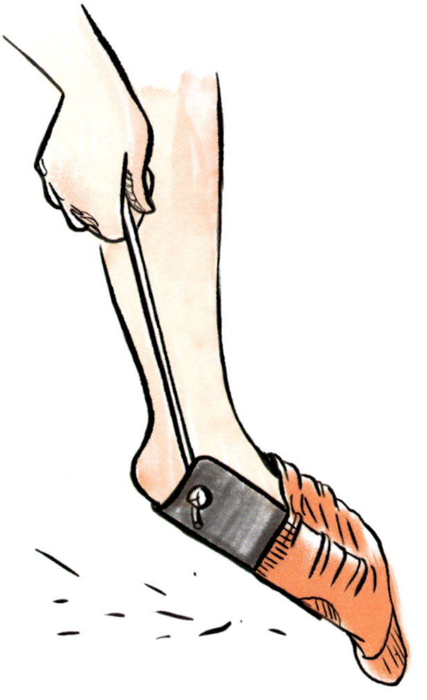

Utensilien wie Besenstiele, Zahnbürsten, Besteck etc. selbst zu basteln. Eine Möglichkeit ist eine Rohrverkleidung aus dem Baumarkt. Diese gibt es in verschieden Stärken und Ausführungen. Sie eignet sich wunderbar für unsere Zwecke und ist leicht abnehmbar, wenn das Besteck gespült werden soll. Die Griffverdickung selbst kannst du mit etwas Spülmittel reinigen.

Eine andere Möglichkeit sind rutschfeste Matten für die Geschirrschränke oder die Besteckschublade aus dem Haushaltswarenhandel. Diese kann man auf das gewünschte Maß zuschneiden und um den Griff montieren. Du kannst sie leicht mit zwei Gummiringen befestigen, so ist die Verkleidung schnell wieder abnehmbar.

Schlüsseladapter

Dieses Hilfsmittel ist sehr praktisch und unterstützt dich in deinem Tun. Ein trichterförmig verlaufender Ring wird um das Schlüsselloch angebracht. Du gleitest sicher in das Schlüsselloch.

Anti-Freezing-Gehstock

Solche Stöcke haben einen Laserstrahl, der im Falle eines Freezing-Anfalls ausgelöst werden kann. Durch den Lichtstrahl kann die Blockade gebrochen werden.

Zehenringe aus Silikon mit Magnet

Diese Ringe sind ursprüngliche für ganz andere Zwecke konzipiert. In sie ist ein kleiner Magnet eingearbeitet. Das Silikon ist angenehm zu tragen und solch ein Ring lässt sich in jedem Geldbeutel verstauen. Mit dem Magneten kann man sehr gut Kupfermünzen aufnehmen.

Knöpfhilfe

Diese praktischen kleinen Geräte erleichtern das Zuknöpfen von Hemden, Jacken und anderen Kleidungsstücken mit Knöpfen.

Warum abmühen, wenn es mit der Knöpfhilfe ganz fix geht!?

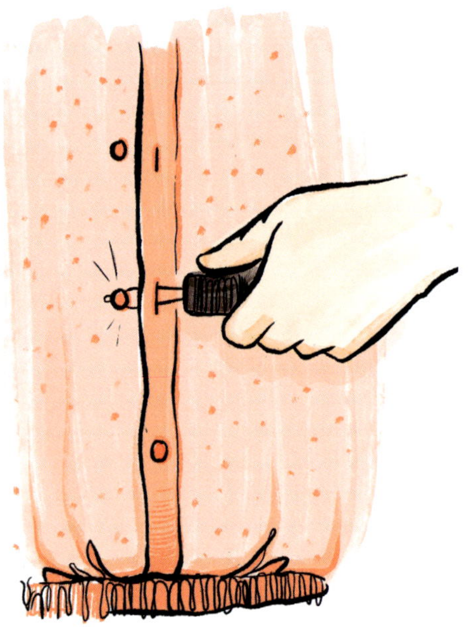

Kugelschreiber mit dickem Griff

Es gibt im gut sortierten Schreibwarenhandel verschiedenen Kugelschreiber mit dicken Griffen. Probiere ruhig auch die Modelle für Schreibanfänger aus. Sie geben sicheren Halt beim Schreiben.

Trinkhilfe

Es gibt Plastikeinsätze, die du ganz unauffällig in dein Glas oder deinen Trinkbecher legen kannst. Damit ist ein Verschütten des Getränks zumindest erschwert. Häufig reduziert der Einsatz schon die motorische Unruhe, weil die Patienten sich sicherer fühlen.

Münzhalter/Münzboxen

Diese praktischen kleinen Helfer vereinfachen das Sortieren der Münzen. Außerdem lassen sich die Münzen aus den Halterungen herausdrücken. Das erleichtert das Bezahlen mit Kleingeld.

Filzgleiter

Filzgleiter verwendet man normalerweise zum Abkleben von Stuhlbeinen. Ich finde sie auch wunderbar geeignet, um Tasten fassbarer zu machen, z.B. an der Wasch- oder Spülmaschine. Die Tasten können durch die veränderte Textur besser gefunden werden und leichter sowie sicherer bedient werden.

Rollator

Der Rollator ist ein ganz klassisches Hilfsmittel bei Schwindel und Gangunsicherheit. Bei Parkinson-Patienten kommt noch hinzu, dass er auch in Freezing-Momenten das Weitergehen erleichtert. Am besten lässt du dich im orthopädischen Fachhandel beraten. Teste eingehend verschiedene Modelle und nimm dir Zeit, das richtige für dich zu finden. Achte darauf, dass die Haltegriffe hoch eingestellt werden. Das unterstützt den aufrechten Gang.

Tägliche Übungen

Es gibt eine Reihe von Übungen, die bei den Parkinson-Symptomen Abhilfe schaffen.

Stetes Üben bringt Lebensqualität

Körperliche Betätigung ist für Parkinson-Patienten sehr wichtig. Es mag anstrengend sein, doch es erhöht die Lebensqualität – und kann sogar Spaß machen!

In diesem Kapitel möchte ich dir Übungen an die Hand geben, die dich fit für den Alltag machen. Auch wenn du sportliche Betätigung lieber vermeidest, ist sie mit der Diagnose Parkinson eine Notwendigkeit. Nur so lassen sich die Symptome der Parkinson-Erkrankung in die Schranken verweisen. Jede Übungsminute bekommst du in Lebensqualität und Selbstständigkeit doppelt und dreifach zurückbezahlt. Das sollte Grund genug sein, sich täglich zu etwas Bewegung zu motivieren. Zudem lassen sich die Übungen einfach in den Alltag integrieren.

Lies dir die Beschreibungen genau durch und versuche, dich bei der Ausführung nah daran zu orientieren. Die Übungen sollten grundsätzlich

- in einer großen Bewegung gemacht werden,
- kraftvoll gemacht werden,
- ohne den Blick auf den eigenen Körper gemacht werden (du solltest den Blick immer in die Richtung fixieren, in die die Bewegung dich lenken soll),
- so gemacht werden, dass sie spürbar sind.

Nach der Anstrengung solltest du die Entspannungsphase auf dich wirken lassen. Es ist sehr wichtig, dass deine Muskelanspannung aufgehoben wird. Anspannung und Entspannung im Wechsel machen dir deine Verspannungen erst richtig bewusst und du kannst sie gezielt abbauen. Immer dann, wenn sich eine Bewegung anstrengend, zu groß oder unangenehm anfühlt, hast du sie mit großer Sicherheit richtig gemacht.

Warum sollst du die Übungen machen, ohne deinen Körper mit Blicken zu kontrollieren? Weil du sie so besser verinnerlichen kannst. Bei Übungen im Stehen und Gehen kannst du so vermeiden, nach unten zu schauen. Der Blick zum Boden ist sehr schädlich für dich. Schlussendlich führt dieser zum Schwindel und einer krummen Körperhaltung sowie einem unsicheren Gang.

Du kannst natürlich auch die Gymnastik vor einem Spiegel machen oder mit anderen Menschen zusammen üben; so kann man sich gegenseitig korrigieren. Achtet beim gemeinsamen Training immer darauf, dass ihr möglichst nebeneinander steht oder sitzt. Das ist ein besseres Gefühl und gibt Sicherheit. Sitzt oder steht man sich gegenüber, kann man schnell das Gefühl bekommen, in der Bewegungsfreiheit eingeschränkt zu sein, und die Bewegungen werden kleiner.

Du wirst nicht alle Übungen, die ich dir in diesem Buch aufzeige, täglich machen können. Stelle dir ein festes Programm zusammen aus 3–5 Übungen, welche die für dich wichtigen Bereiche ansprechen. Dabei kannst du auch regelmäßig Übungen austauschen, je nachdem, was für dich gerade wichtig ist. An der Griffleiste kannst du dich orientieren. An dem einen Tag brauchst du eine Übung für deinen sicheren Stand und das Gleichgewicht, das nächste Mal vielleicht eine Übung für die Feinmotorik. Stimme das Programm auf deine Bedürfnisse ab. Die Anzahl der Wiederholungen ist nicht übermäßig wichtig – wichtig ist aber, dass du dich stets herausforderst, ein bisschen mehr zu schaffen, ein bisschen weiter zu kommen, ein bisschen länger durchzuhalten als letztes Mal. Am allerwichtigsten ist aber, die Übungen korrekt zu machen. Lieber nicht so oft und dafür richtig als oft und falsch.

Wichtig ist, dass du täglich übst! Das hört sich zunächst nach einem großen Zeitaufwand an. Aber es ist kein Problem: Dein tägliches Leben bietet sehr viele Möglichkeiten, das Training ganz nebenbei einfließen zu lassen. Im Kapitel »Mit Parkinson durch den Tag« (Seite 134) mache ich dir ein paar Vorschläge für die Umsetzung. Alle Tätigkeiten des täglichen Lebens stellen Anforderungen an deinen Körper, deine Muskeln, dein Gehirn und die Körperwahrnehmung. Das tägliche Leben ist ein riesengroßes Trainingscenter. Nutze deine Möglichkeiten. Je bewusster du dir deine Tätigkeiten ansiehst und auf Trainingsmöglichkeiten abklopfst und je mehr du dir diese Form des Übens angewöhnst, desto höher ist dein Trainingseffekt. Sicher wirst du bald selbst genügend eigene Ideen haben.

»Es ist nicht genug zu wissen,
man muss auch anwenden!
Es ist nicht genug zu wollen,
man muss auch tun!«

Geh ganz im Sinne von Johann Wolfgang Goethe jeden Tag aktiv an.

Luftsitz

Koordination, Körperwahrnehmung, Kräftigung der Körpermuskulatur

Ein Türrahmen oder eine Wand eignen sich sehr gut als Übungsgerät. Gerade Menschen mit Gleichgewichtsproblemen kann es Sicherheit geben, sich anlehnen zu können.

Ausführung: Stell dich mit dem Rücken gegen den Türstock oder die Wand. Der Hinterkopf, die Schulterblätter und der Po werden dagegengepresst. Die Füße stehen hüftbreit auseinander. Schiebe die Füße eine Fußlänge nach vorne und bleibe mit deinem Oberkörper am Türrahmen.

Nun rutsche mit dem Rücken ein kleines Stück an der Wand oder am Türrahmen entlang nach unten ❶. Deine Knie werden dabei um 60–90 Grad angewinkelt. Diese Position hältst du und zählst bis zehn ❷. Danach schiebe deinen Körper wieder in die Ausgangsposition zurück. Wenn du ein gutes Gefühl hast, kannst du auch die Fersen anheben, nachdem du in die Knie gegangen bist. Wiederhole diese Übung mehrmals und steigere mit der Zeit die Anzahl der Wiederholungen. Immer, wenn du an einem Türrahmen oder einer Wand mit genügend freiem Platz vorbeikommst, kannst du kurz die Übung machen.

Wichtig: Kopf, Schulter und Po müssen am Türrahmen oder der Wand bleiben. Wenn möglich, führe die Übung die ersten Male mit Hilfe und Rückmeldung einer anderen Person durch. Oder wähle einen Platz aus, von dem aus du dich in einem Spiegel kontrollieren kannst.

Varianten: Kombiniere diese Übung, wenn du sie in einem Türrahmen machst, mit einer Armbewegung: Strecke einen Arm nach vorne aus und berühre den Türstock gegenüber. Führe dann den Arm halbkreisförmig nach oben und behalte immer Kontakt zur Türzarge, sofern es geht. Zum Schluss steht dein ausgestreckter Arm senkrecht und berührt die Zarge oberhalb deines Kopfes. Nun kannst du dich etwas nach unten schieben. Das Gleiche kannst du auch mit dem anderen Arm tun.

Stehe mit dem Kopf, Rücken und Po am Türrahmen oder an der Wand angelehnt und stelle die Füße etwas nach vorne. Nun schwinge deine Arme in einer Pendelbewegung nach oben und unten. Bewege deine Arme gegenläufig.

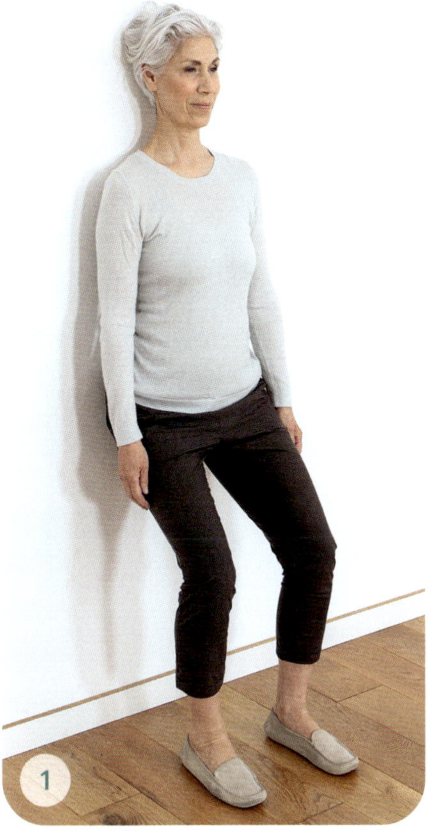
1

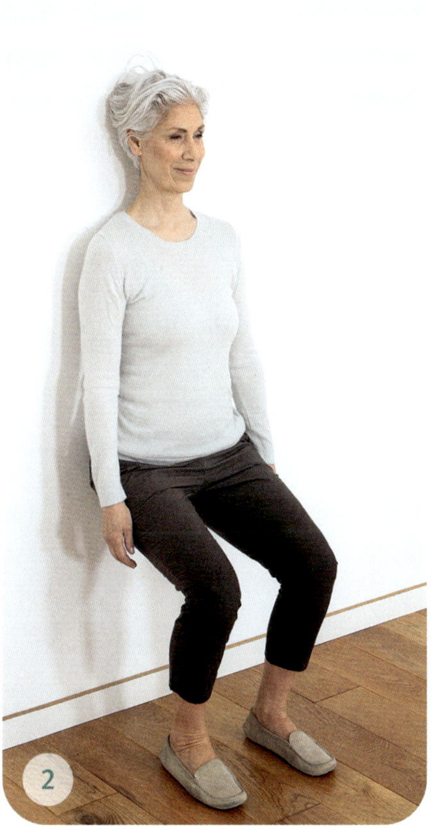
2

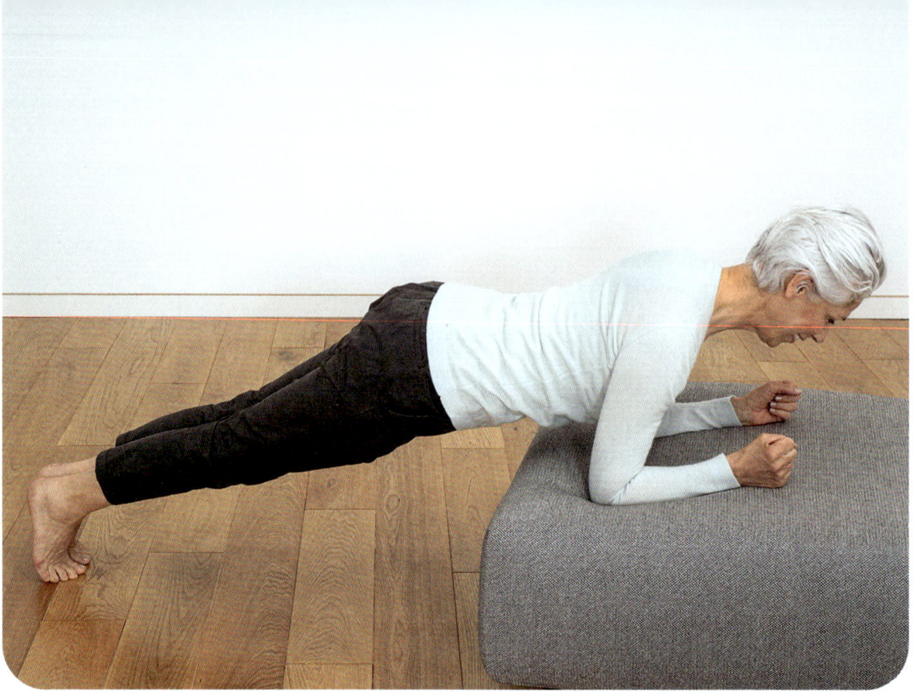

Vorschub am Bett

Koordination, Körperwahrnehmung, Kräftigung der Rumpfmuskulatur und der Arme

Ausführung: Lege deine abgewinkelten Unterarme auf das Bett. Drehe deine Hände auf die Handkante und mache eine Faust. Gehe mit einem Bein einen großen Schritt nach hinten, dann hole das andere Bein nach. Dein Körper bildet eine gerade Linie, das Kinn befindet sich über den Fäusten. Mit durchgedrückten Knien und langgestrecktem Rumpf schiebe dich jetzt nach vorne, so dass sich deine Fäuste auf der Höhe deines Brustbeines befinden. Dein Körper bildet eine gerade Linie. Die Übung ist dann richtig ausgeführt, wenn sich deine Schulterblätter im Rücken zusammenschieben. Halte die Position einen Moment und komme wieder in den aufrechten Stand. Wiederhole die Übung mehrmals.

Varianten: Mache die Übung auf anderen Möbelstücken, um die Höhe zu variieren, oder auf dem Boden.

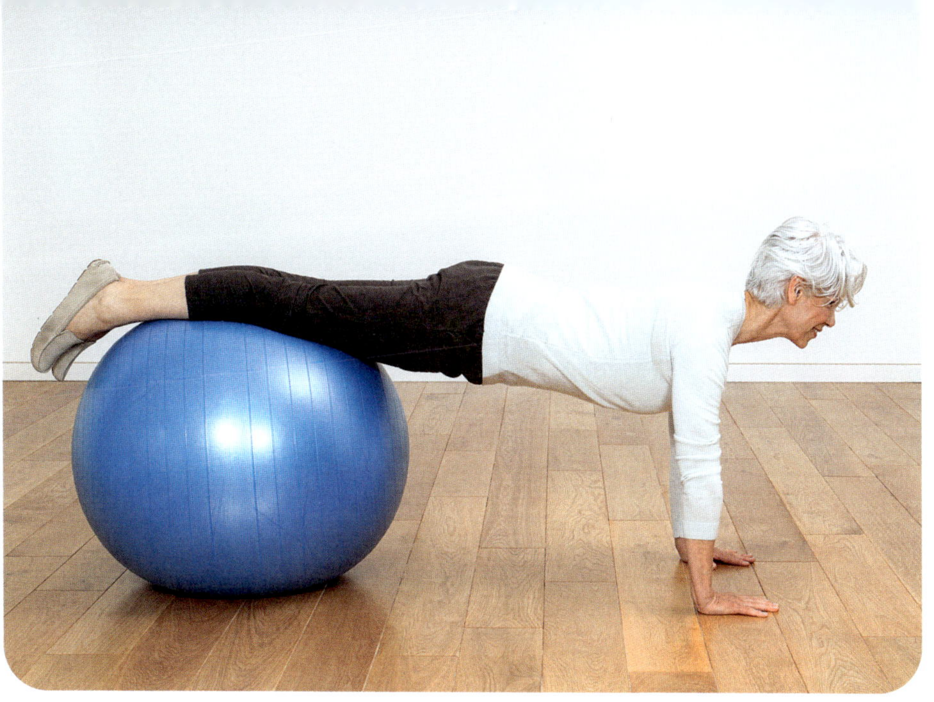

Vorwärtslauf auf dem Ball

Koordination, Körperwahrnehmung, Kräftigung der Rumpf- und Armmuskulatur

Für diese Übung benötigst du einen Gymnastikball. Dessen Größe richtet sich nach deiner Körpergröße.

Verhältnis Körpergröße – Ballgröße

Körpergröße	Balldurchmesser
Bis 1,40 m	45 cm
1,41 – 1,55 m	55 cm
1,56 – 1,75 m	65 cm
Ab 1,76 m	75 cm

Ausführung: Lege dich mit dem Bauch auf den Gymnastikball. Deine Hände berühren den Boden, deine Fußspitzen sind auf dem Boden aufgestellt. Nun laufe mit den Händen nach vorne, bis der Ball unter deinen Oberschenkeln liegt. Du kannst dich in dieser Position auf den Händen nach vorne und hinten wiegen oder auch Liegestütze machen. Schwinge dann mit einem kräftigen Abstoßen wieder zurück in die Ausgangsposition.

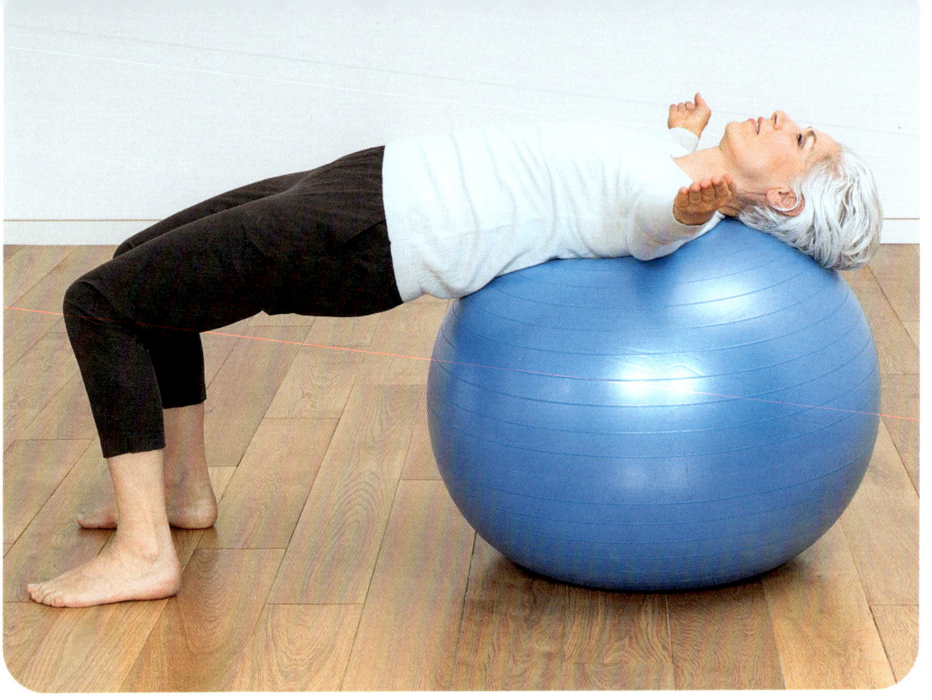

Vorwärtslauf rücklings

Koordination, Körperwahrnehmung, Körperspannung, Lockerung der Schulter- und Nackenmuskulatur

Falls du bei dieser Übung anfänglich etwas unsicher bist, hole dir einen Trainingspartner dazu.

Ausführung: Setze dich auf einen Gymnastikball und stelle deine Füße sicher auf den Boden. Wandere mit den Füßen langsam nach vorn, gleichzeitig legst du dich mit dem Rücken auf den Ball ab. Gehe mit den Füßen nach vorne, bis sich der Ball unter deinem Brustkorb befindet. Ruhe einen Moment in dieser Position und entspanne dich. Durch eine Rückwärtsbewegung mit den Beinen kommst du zurück in den aufrechten Sitz. Dieses Aufrichten erfordert eine gute Bauchmuskulatur und Koordination. Mit etwas Übung hast du den Dreh schon bald raus!

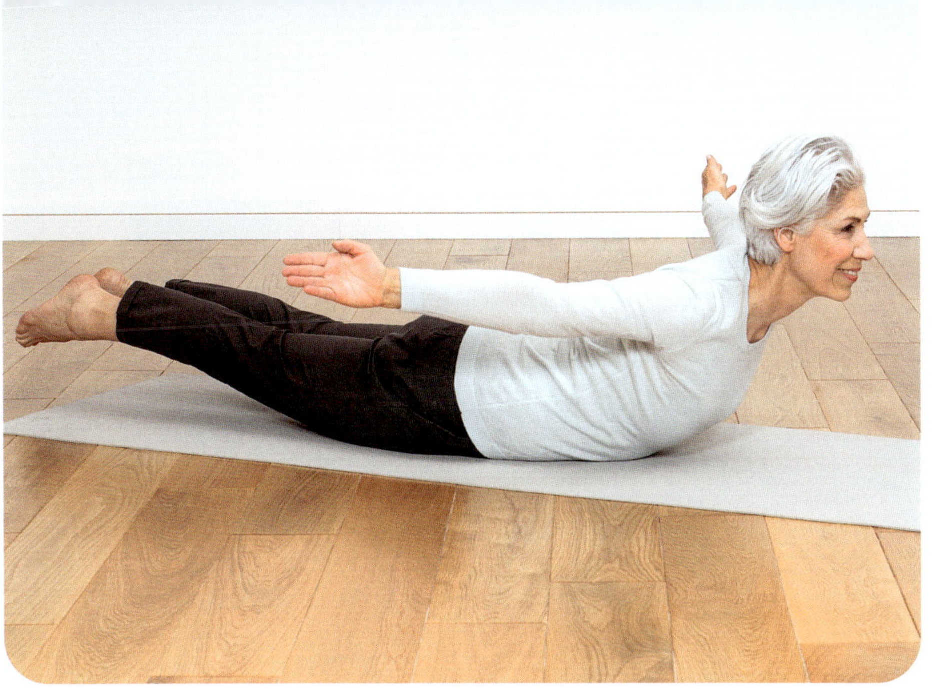

Flugente auf dem Boden

Koordination, Körperwahrnehmung, Stärkung der Schulter- und Nackenmuskulatur

Ausführung: Lege dich bäuchlings auf eine Gymnastik-Matte auf dem Boden oder auf einen Gymnastikball. Die Arme strecke rechts und links zur Seite weg. Hebe den Oberkörper und die gestreckten Beine an. Versuche diese Position zu halten, bis du bis sieben gezählt hast. Steigere dich mit der Zeit.

Varianten: Hebe deinen Oberkörper und die Beine vom Boden ab. Deine Arme sind um 90 Grad angewinkelt. Nun ziehe die Ellenbogen nach hinten und hebe deinen Oberkörper weiter nach oben. Dadurch kommst du in eine wippende Bewegung.

Deine Beine bleiben ausgestreckt am Boden liegen. Strecke die Arme gerade nach vorne aus und hebe deinen Oberkörper für einen Moment an. Zähle bis zehn, dann lasse dich wieder ganz langsam auf den Boden sinken. Wiederhole diese Auf-und-ab-Bewegung mehrmals.

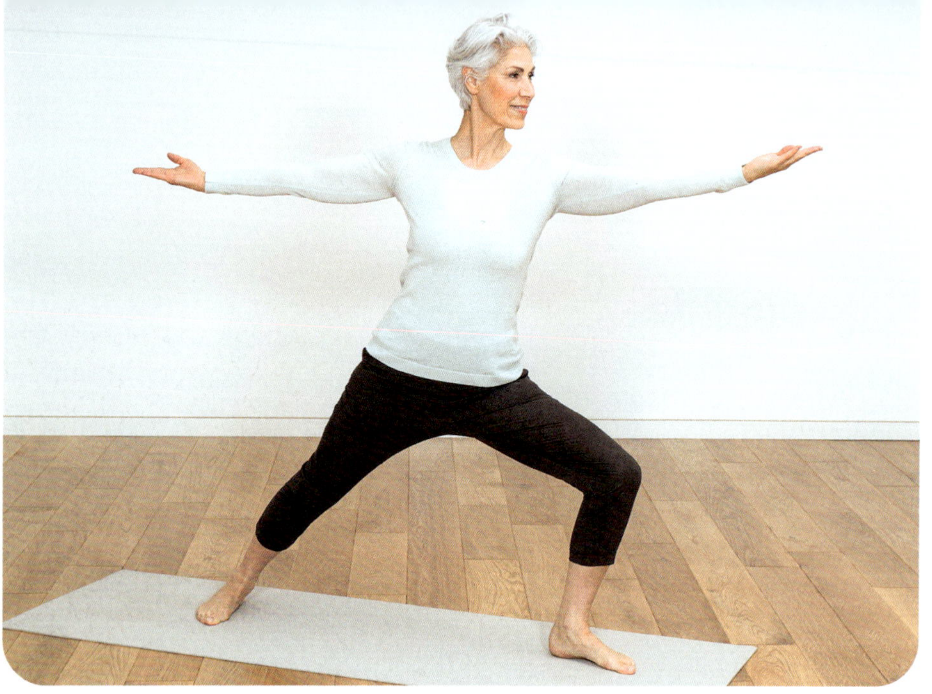

Luftfechten

Koordination, Körperwahrnehmung, Lockerung der Schulter- und Nackenmuskulatur

Das Fechten ist eine Sportart, die viel Körperbeherrschung verlangt. Diese Übung fordert unter anderem die Drehung des Oberkörpers und die Wahrnehmung des Richtungswechsels in einer großen Bewegung. Vor allem benötigst du eine aufrechte Haltung, um das Gleichgewicht zu halten.

Ausführung: Stelle dich aufrecht hin, die Füße hüftbreit auseinander. Deine Arme kannst du in die Hüfte stemmen. Drehe dich zu Seite, indem du mit dem einen Fuß einen Schritt mit einer Vierteldrehung machst. Drehe den Oberkörper mit und richte deinen Blick in die Bewegungsrichtung. Auf dieser Seite beugst du auch das Knie, das hintere Bein bleibt gestreckt. Zur gleichen Zeit werden die Arme weit aufgespannt. Der eine zeigt gestreckt in Bewegungsrichtung, der andere ausgestreckt in die andere Richtung. Mache die Übung mehrmals hintereinander in die gleiche Richtung. Dann wechsele die Seiten.

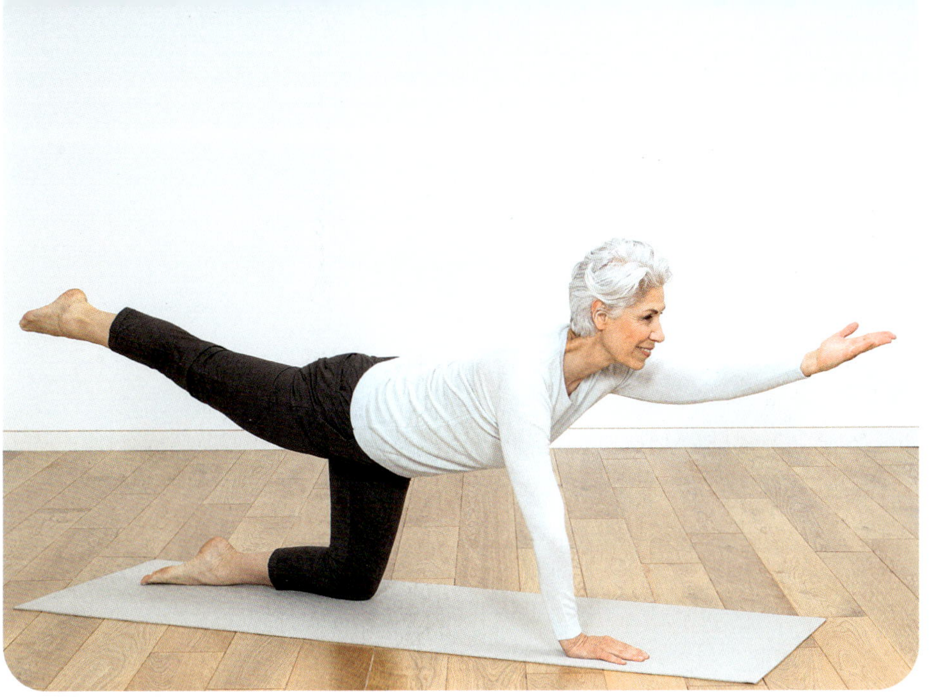

Fahne

Koordination, Körperwahrnehmung, Kräftigung der Rumpfmuskulatur, Gleichgewicht

Diese Übung ist gut geeignet, um die Körperhaltung und die Körperwahrnehmung zu verbessern.

Ausführung: Knie dich auf den Boden, die Hände stehen unter den Schultern, der Rücken ist gerade und deine Bauchmuskeln sind angespannt. Zuerst strecke ein Bein nach hinten weg. Achte darauf, dass es gestreckt ist. Als Nächstes wird der Arm auf der gegenüberliegenden Körperseite nach vorne ausgestreckt. Falls du etwas ins Wanken gerätst, musst du den Bauch mehr anspannen, das gibt dir wieder Stabilität. Halte die Spannung einen Moment. Am besten, du zählst bis zehn und versuchst, dich mit der Zeit zu steigern. Dann wechsle die Seiten und gehe genauso vor wie eben. Auch die Anzahl der Wiederholungen kannst du steigern.

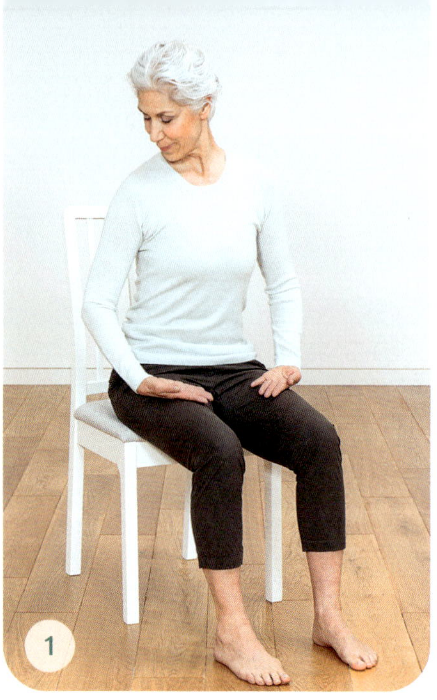

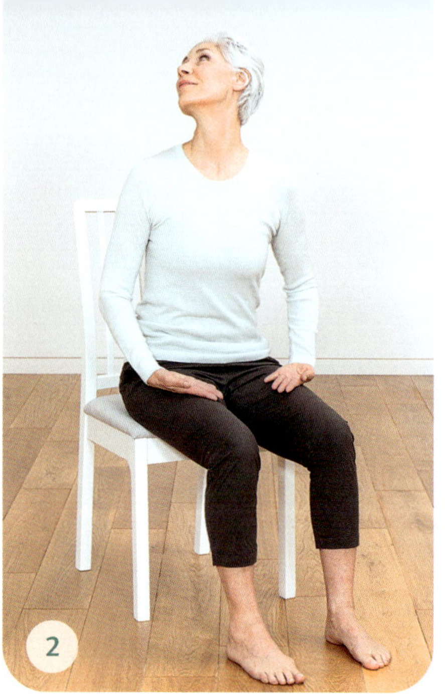

Giftzwerg

Koordination, Körperwahrnehmung, Lockerung der Schulter- und Nackenmuskulatur

Bei Verspannungen im Nacken bietet sich diese Übung an.

Ausführung: Setze dich aufrecht auf einen Stuhl, ohne dich anzulehnen. Drehe den Kopf und schaue über die rechte Schulter, ohne dabei die Schulter mit nach hinten zu drehen. Der Oberkörper bleibt gerade und die Schultern über den Hüften ausgerichtet ❶.

Jetzt stellst du dir vor, ein Giftzwerg sitzt hinter deinem Rücken und du nickst ihm nach hinten schauend freundlich zu. Der Kopf wird in den Nacken gelegt ❷ und dann zum Brustbein gezogen. Es muss sich schon etwas anstrengend anfühlen und darf am Anfang auch ein wenig im Nacken ziehen. Nach einigen Nickbewegungen bewegst du den Kopf zur Mitte zurück. Verbleibe so einen Moment, damit dir nicht schwindlig wird. Jetzt kommt die linke Seite dran.

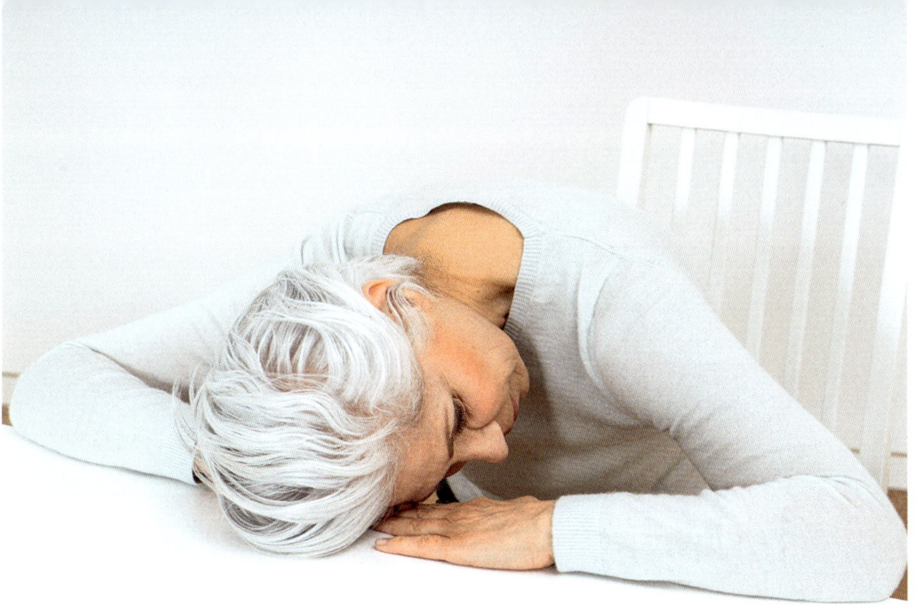

Nackendrehen

Koordination, Körperwahrnehmung, Lockerung der Schulter- und Nackenmuskulatur

Ausführung: Setze dich an einen Tisch und lege die Arme darauf. Die Ellenbogen werden angewinkelt und die Hände flach auf den Tisch gelegt, die Fingerspitzen berühren sich. Nun legst du die Stirn auf die Handrücken. So weit ist es noch gemütlich ...

Nun wird der Kopf ganz langsam gedreht. Während die Stirn auf deinen Händen ruht, drehe deinen Kopf einmal zu einer Seite, dann wieder zur andern. Auf diese Art und Weise wird der Nacken bewegt, ohne dass er dabei belastet wird. Es ist wichtig, dass du deine Bewegung nur bis zur Schmerzgrenze ausführst. Mache langsame, aber präzise Bewegungen. Auch diese Übung ist sehr gut für verspannte Nackenmuskeln geeignet.

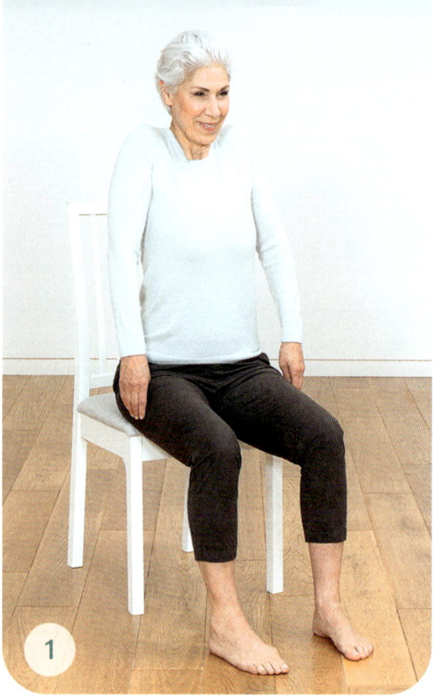

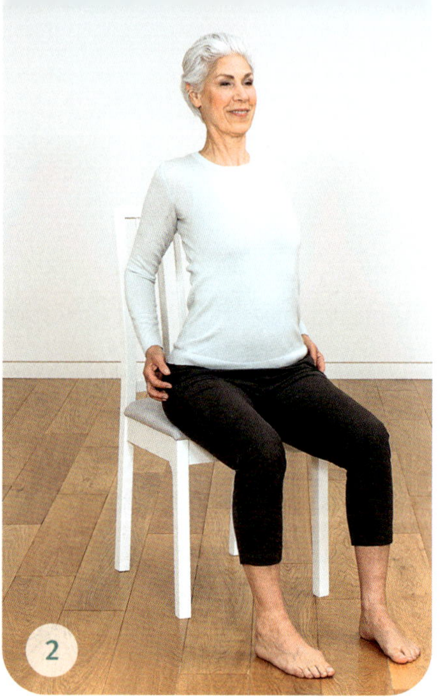

Mein Name ist Hase

Koordination, Körperwahrnehmung, Lockerung der Schulter- und Nackenmuskulatur

Ausführung: Ziehe im aufrechten Stand oder im Sitzen deine Schultern ganz nach oben, so weit es nur geht ❶. Nun sagst du: »Mein Name ist Hase, ich weiß von nichts!« Dabei kannst du deinen Kopf verneinend nach rechts und links bewegen.

Jetzt werden die Ellenbogen nach hinten gezogen, bis du spürst, dass die Schulterblätter zusammenkommen ❷. In einer Halbkreisbewegung ziehst du die Ellenbogen nach unten. Lass deine Arme zum Schluss locker an deinen Seiten nach unten hängen.

Variante: Lass deinen Oberkörper am Ende der Übung nach vorne-unten hängen. Die Hände können fast den Boden berühren. Nun richtest du deinen Körper langsam auf. Wirbel für Wirbel aufrollend kommst du in die aufrechte Haltung. Dann ziehst du deine Schultern nach oben und beginnst die Übung von Neuem.

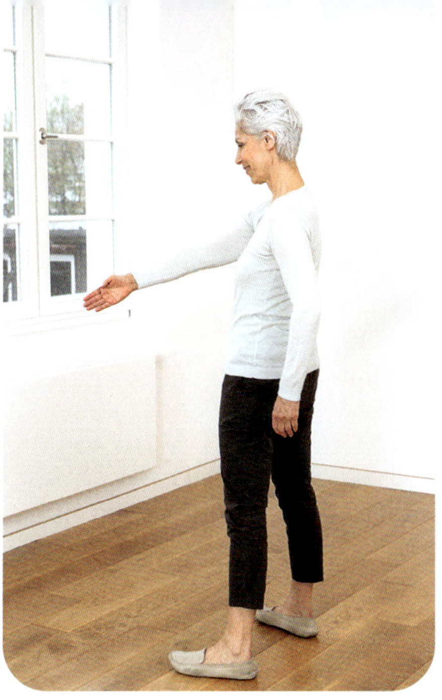

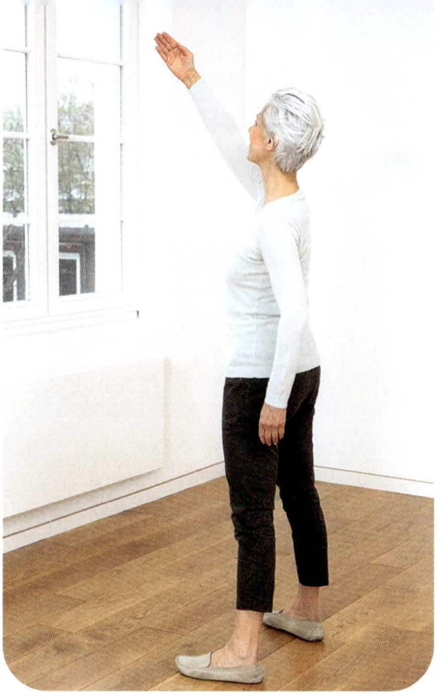

Fensterrahmen mit großer Bewegung nachzeichnen

Koordination, Konzentration, Körperwahrnehmung, Gleichgewicht

Diese Übung ist nicht körperlich anstrengend, dafür sind Konzentration und Körperwahrnehmung gefragt.

Ausführung: Stelle dich hüftbreit mit dem Blick zum Fenster aufrecht hin. Wähle die Distanz zunächst etwa 2–3 Meter vom Fenster entfernt (natürlich geht die Übung auch im Sitzen). Fahre nun die Umrisse des Fensterrahmens mit deinem ausgestreckten Arm in der Luft nach. Beginne deine Bewegung unten an der Fensterbank und ende auch wieder an derselben Stelle. Variiere den Abstand zum Fenster und spüre nach, was sich an deiner Bewegung verändert. Teste verschiedene Möglichkeiten aus.

Varianten: Stelle dich während der Übung auf die Fußballen.

Mache die Übung auf einem Bein stehend.

Schwimmen auf dem Trockenen

Koordination, Körperwahrnehmung, Lockerung der Schulter- und Nackenmuskulatur. Kräftigung der Bauch-, Rücken- und Nackenmuskulatur

Diese Übung vermittelt ein gutes Körpergefühl, bewegt die Schultern gut durch und macht den Nacken flexibel.

Ausführung: Lege dich auf den Bauch, die Füße sind auf die Fußspitzen aufgestellt. Winkle auf Höhe deines Kinns die Arme an und lege die Handflächen aneinander ❶. Strecke nun die Arme nach vorn aus, drehe dann die Handflächen nach außen und mache eine große Bewegung bis zu deiner Körperseite, wie bei einem Brustschwimmzug ❷.

Bevor du einen neuen Schwimmzug startest, lege deine Hände flach auf den Boden und lege deine Stirn auf. Entspanne dich kurz. Nach jeder Wiederholung kommt ein Moment der Entspannung.

Varianten: Diese Übung kannst du auch im breitbeinigen Stehen machen, so schult sie obendrein das Gleichgewicht. Lege in Brusthöhe die Handflächen aneinander. Während du die Arme nach vorne ausstreckst, gehe etwas in die Knie. Während sich die Arme zur Körperseite bewegen, werden die Knie durchgedrückt.

Mache die Übung auch mal im Sitzen. Strecke deinen Oberkörper weit nach vorne. Deine Arme sind ganz ausgestreckt. Beim Zurückbewegen lehne dich weit nach hinten und hebe die Füße vom Boden ab.

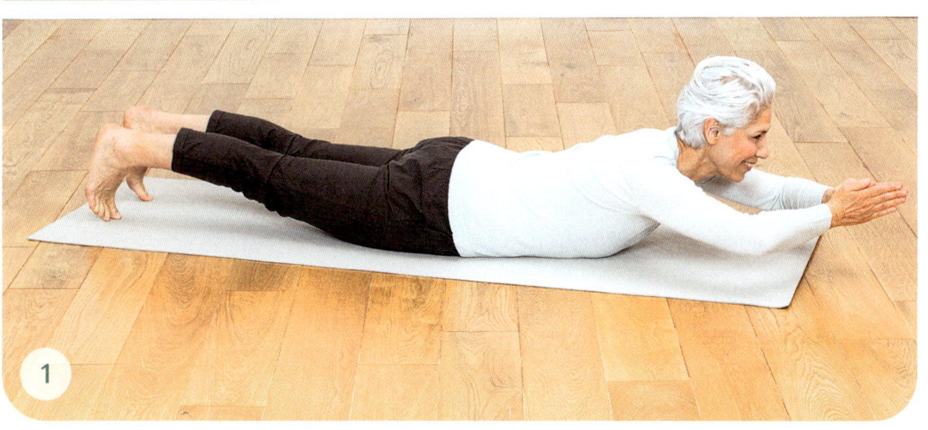
1

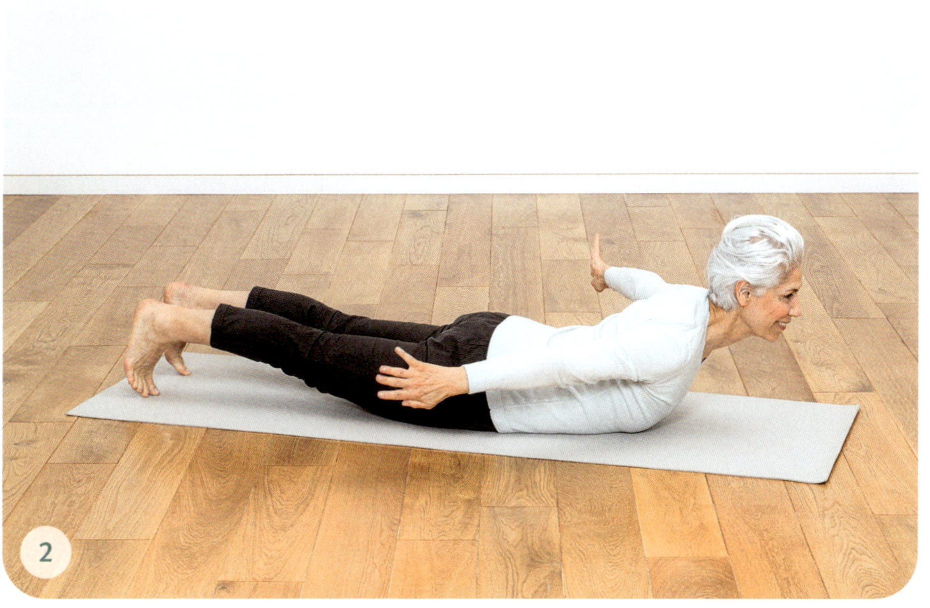
2

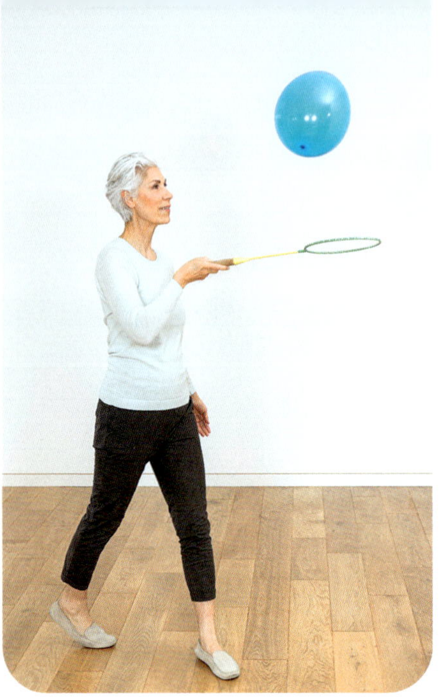

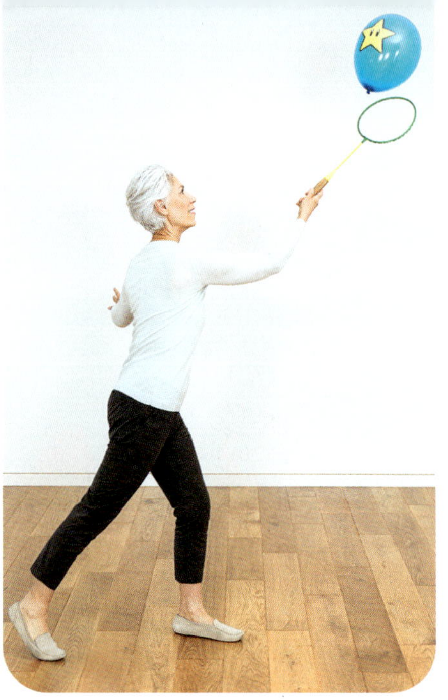

Luftballon-Tanz

Koordination, Konzentration, Körperwahrnehmung, Gleichgewicht

Ausführung: Für diese Übung benötigst du einen Federballschläger und einen aufgeblasenen Luftballon. Die Übung kann auch mit einem Partner ausgeführt werden. Schlage den Luftballon mit dem Schläger nach oben und verfolge mit deinem Blick, wohin er fliegt. Sobald er herunterkommt, schickst du ihn wieder in die Luft. Diese Übung kann wirklich Spaß machen, besonders mit Partner!

Variante: Schlage den Luftballon gegen die Wand.

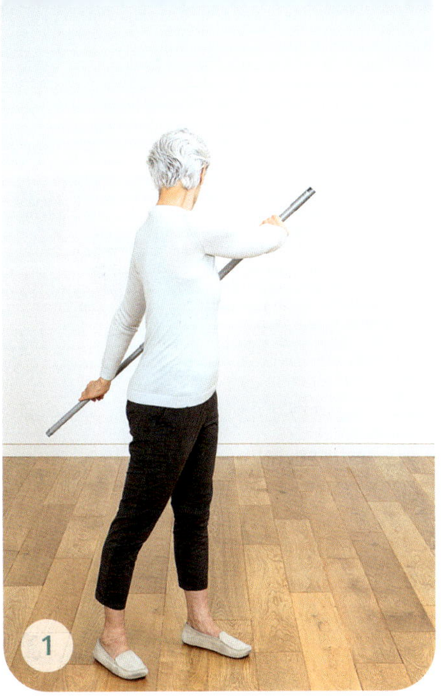
1

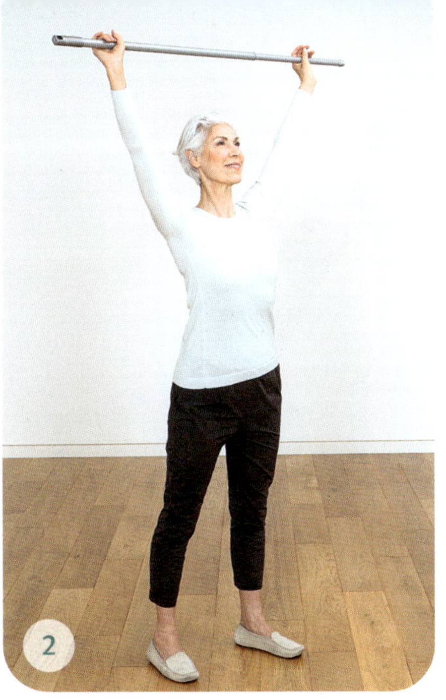
2

Paddeln

Koordination, Konzentration, Gleichgewicht, Schultermobilisation

Rudern und Paddeln sind meine Lieblingssportarten und ich bin sehr überzeugt von den positiven Trainingseffekten. Als Trainingsgerät dient ein Besenstiel.

Ausführung: Du kannst die Übung im Stehen oder im Sitzen machen. Nimm den Stock mit weit gespreizten Armen in beide Hände und führe ihn mit ausgestreckten Armen über den Kopf. Drehe deinen Oberkörper leicht nach links und kippe das linke Stockende leicht schräg nach unten. Drehe dich mit dem Stock nach links hinten, so weit du nur kannst ❶. Danach folgt eine kreisende Ruderbewegung, in der du das linke Stabende nach oben führst. Als nächstes wird der Stock in einer fließenden Bewegung senkrecht vor den Körper geführt. Die Hände stehen übereinander. Aus dieser Körperhaltung heraus bewege dich in die Ausgangsstellung zurück, bis der Stock waagerecht über deinem Kopf ist ❷. Dann erfolgt die Bewegung zur anderen Seite.

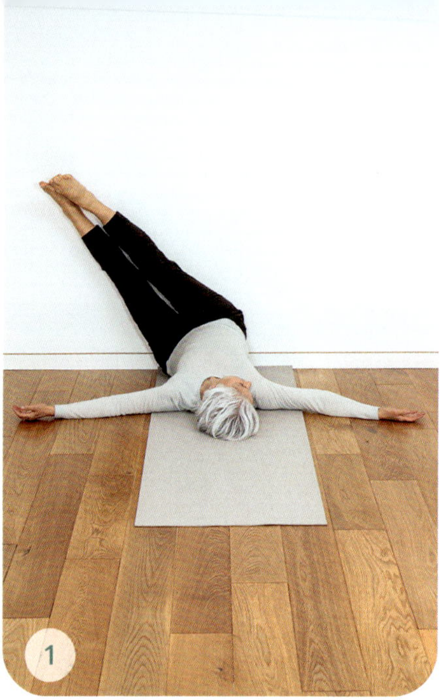

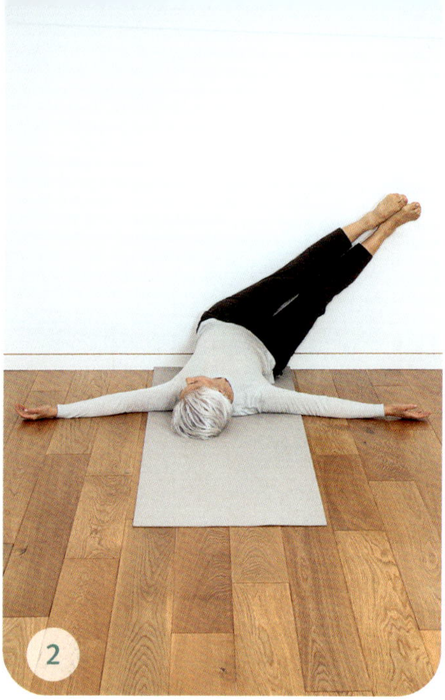

Bein-Pendel im Liegen

Koordination, Konzentration, Körperwahrnehmung, Training der Bauch-, Rücken-, Po- und Beinmuskulatur

Ausführung: Lege dich nahe einer Wand auf den Boden. Drehe deinen Oberkörper so, dass du damit im rechten Winkel zur Wand liegst. Der Po berührt die Wand, deine Beine zeigen senkrecht nach oben und sind an der Wand abgelegt. Deine Arme liegen links und rechts vom Körper ausgestreckt.

Bewege jetzt deine ausgestreckten Beine an der Wand entlang nach links ❶. Achte darauf, dass die Beine zusammenbleiben. Während du deine Beine zur Seite bewegst, drehe deinen Kopf in die entgegengesetzte Richtung. Dabei dehnst du deinen Oberkörper und übst durch die Kopfbewegung auch den Schulterblick. Versuche, mit den Beinen wenigstens ein Viertel der Strecke bis zum Boden zu schaffen. Halte diese Position, solange du kannst. Führe die Beine dann in die Mitte zurück. Danach kannst du nach rechts schwenken ❷. Steigere die Anzahl der Wiederholungen und den Radius der Beinbewegung.

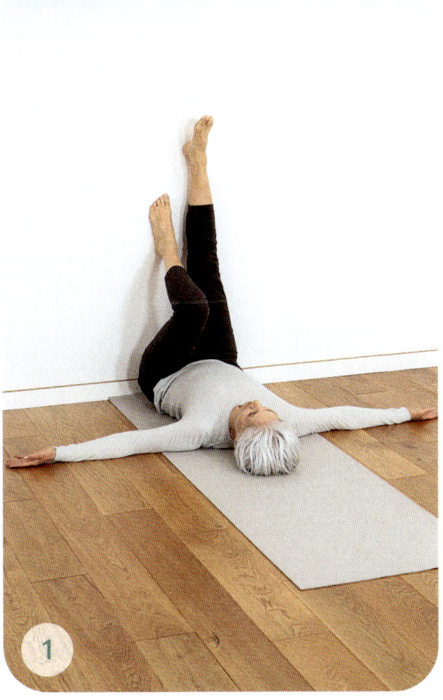

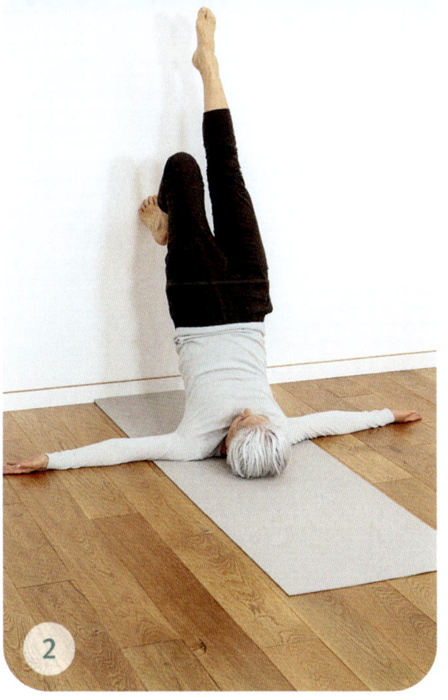

Po hoch

Koordination, Konzentration, Körperwahrnehmung, Training der Rücken-, Bein, Po- und Bauchmuskulatur

Ausführung: Diese Übung machst du am besten auf einem rutschfesten Untergrund. Setze dich mit eng angewinkelten Knien dicht vor eine Wand und lege dich mit dem Oberkörper ab, die Arme liegen rechts und links von dir. Strecke die Beine an der Wand nach oben aus. Dann winkelst du das linke Bein an und stützt dich mit dem Fuß an der Wand ab ❶, um deinen Po und den Rücken anzuheben. Das andere Bein bleibt gestreckt ❷. Lege den Körper wieder auf dem Boden ab und entspanne dich für einige Atemzüge. Wiederhole die Übung mit deinem linken Bein.

Variante: Falls du dich nicht wohl damit fühlst, die Übung auf dem Boden zu machen, kannst du auch das Bett oder Sofa nutzen.

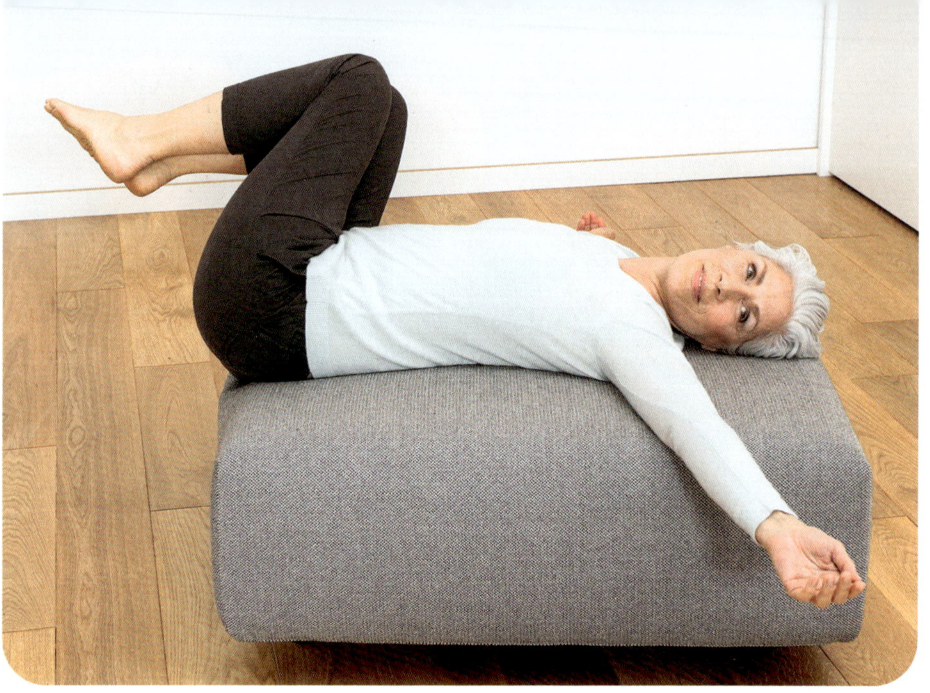

Twist

Koordination, Konzentration, Körperwahrnehmung, Training der Rücken-, Bein-, Po- und Bauchmuskulatur

Mit dieser Bewegung kannst du das Aufstehen aus dem Bett üben!

Ausführung: Lege dich auf den Rücken und breite deine Arme zur Seite aus, mit den Handflächen nach oben. Hebe deine Beine an, Hüfte und Kniegelenke sind um 90 Grad gebeugt. Nun lasse beide Beine nach rechts sinken und drehe den Oberkörper nach links. Die Knie nicht bis zum Boden fallen lassen! Alternativ übe auf einem Bett oder Möbelstück und lege dich mit dem Po so wie im Bild an die Kante. Halte die Spannung einen Moment und gehe wieder zurück in die Ausgangsposition. Lege dann die Beine wieder ausgestreckt auf dem Boden ab oder stelle die Füße auf den Boden.

Wiederhole diese Übung zu beiden Seiten, so oft du kannst, und versuche, dich im Lauf der Zeit zu steigern.

Variante: Nimm ein Kissen zwischen deine Knie.

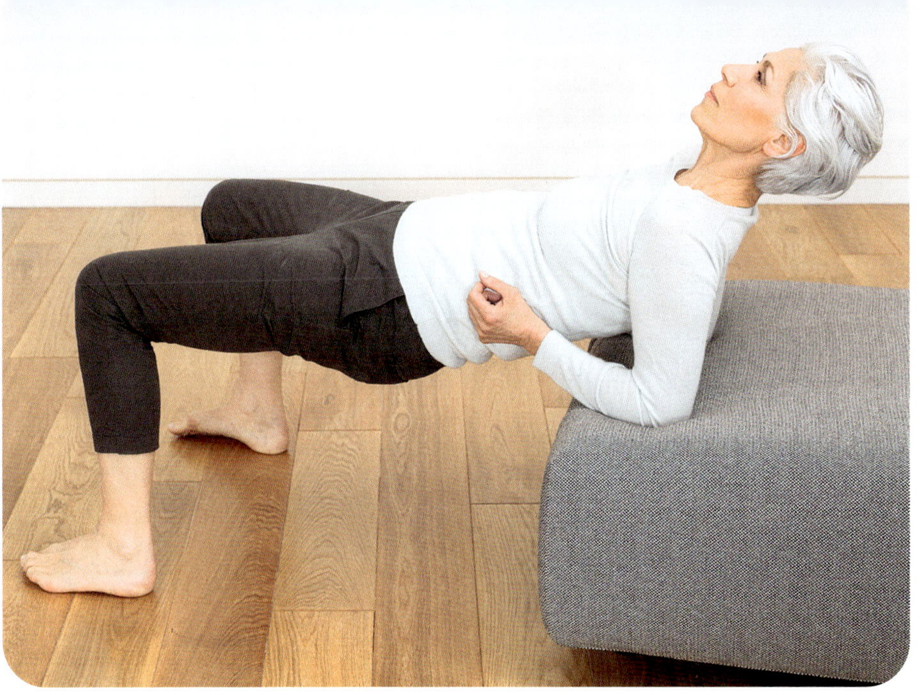

Froschhüpfen

Koordination, Konzentration, Körperwahrnehmung, Training der Rücken-, Bein-, Po- und Bauchmuskulatur

Ausführung: Setze dich mit dem Rücken zu deinem Bett auf den Boden. Stütze dich mit angewinkelten Armen an der Bettkante ab. Deine Beine sind im 90-Grad-Winkel breitbeinig aufgestellt. Hebe jetzt den Po an, so dass dein Becken sich auf Höhe der Bettkante befindet.

Mit einem Sprung kommen Füße und Knie zusammen. Dann bewegst du das Becken nach unten; kurz bevor du mit dem Po den Boden berühren würdest, springst du wieder ab, um die Beine weit auseinander aufzustellen, der Po kommt mit nach oben. Das wiederholst du einige Male.

Varianten: Variiere die Höhe deines »Trainingsgeräts«. Du kannst auch an einer Treppenstufe üben oder einem anderen stabilen Möbelstück. Je niedriger, desto schwieriger wird es.

Steigere dich, indem du die Bewegung schneller machst.

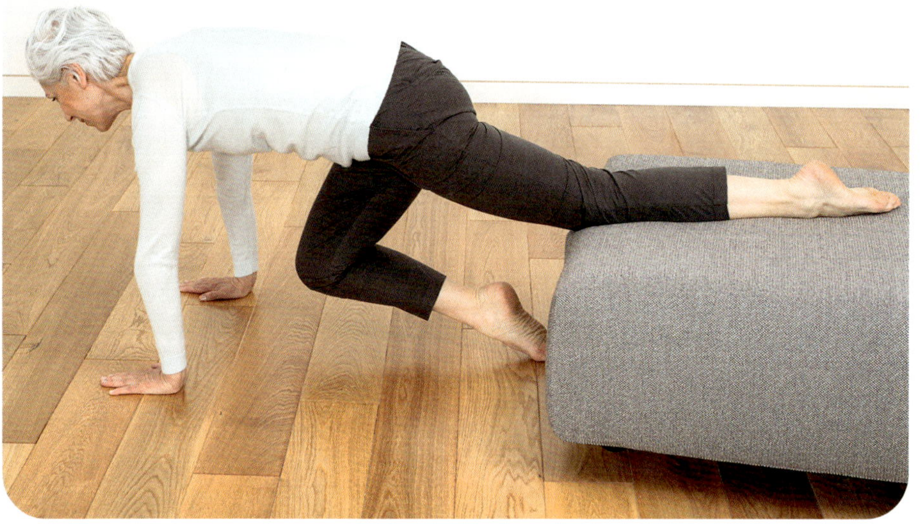

Planke erhöht

Koordination, Konzentration, Körperwahrnehmung, Training der Rücken-, Bein-, Po- und Bauchmuskulatur

Ausführung: Stelle dich mit dem Rücken zum Bett vor die Liegefläche, einen großen Schritt entfernt. Beuge dich mit den Händen zum Boden und stütze dich ab. Lege die Unterschenkel nacheinander auf deinem Bett ab, so dass du in eine Stützposition kommst. Die Schultern stehen über den Händen, die Rumpfmuskulatur ist angespannt, damit die Wirbelsäule nicht durchhängt. Halte diese Position einen Moment. Dann hebe dein rechtes Bein an und stelle es auf den Boden, anschließend das linke. Deine Hände sind noch immer fest auf dem Boden aufgestützt. Der Po ist in die Höhe gestreckt und deine Beine und Arme sind durchgedrückt. Danach lege den rechten Unterschenkel wieder auf dem Bett ab, anschließend den linken. Wiederhole diesen Ablauf mehrmals.

Variante: Steigere den Schwierigkeitsgrad über die Höhe der Auflage deiner Beine und über die Haltedauer der Position.

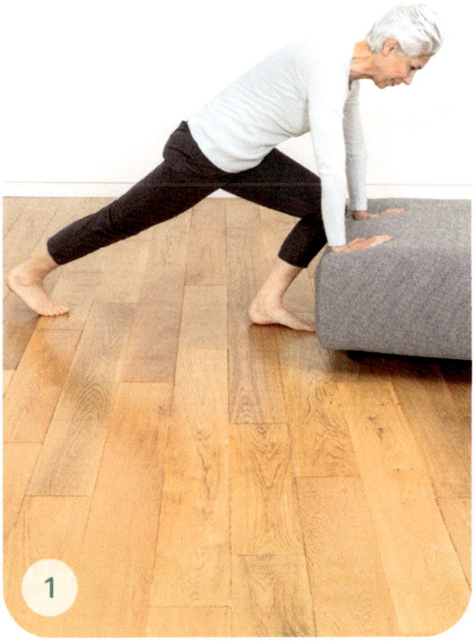

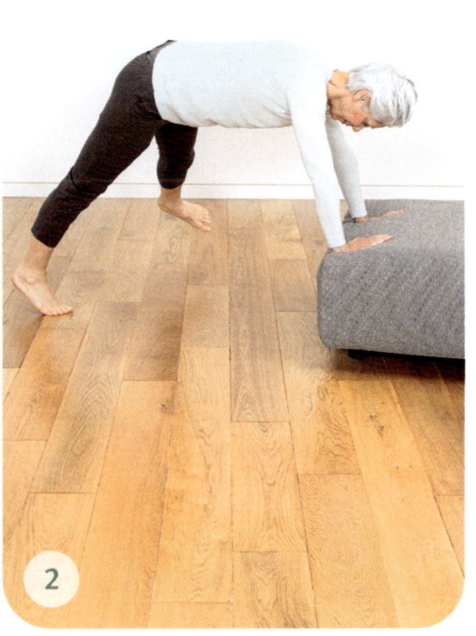

Stütz und hüpf

Koordination, Konzentration, Körperwahrnehmung, Training der Rücken-, Bein-, Po- und Bauchmuskulatur

Ausführung: Stelle dich mit Blick zur Liegefläche vor dein Bett. Stütze deine Arme auf deinem Bett ab. Bewege nun deine Beine nach hinten, bis sie gestreckt sind. Der Körper bildet eine gerade Linie, die Bauchmuskulatur ist angespannt.

Führe jetzt dein linkes Bein im Halbkreis nach vorne zur Bettkante und stelle den Fuß ab ❶. Nun mache die gleiche Bewegung mit dem rechten Bein. Anschließend hüpfe mit beiden Füßen zugleich wieder in die Ausgangsposition nach hinten ❷.

Varianten: Mache die Bewegung umgekehrt: Stelle deine Füße vor dem Bett auf und führe sie nacheinander im großen Bogen nach hinten. Halte deine Rumpfmuskulatur angespannt. Springe dann mit beiden Beinen wieder nach vorn zur Bettkante.

Variiere die Höhe des Gegenstands, auf dem du dich aufstützt.

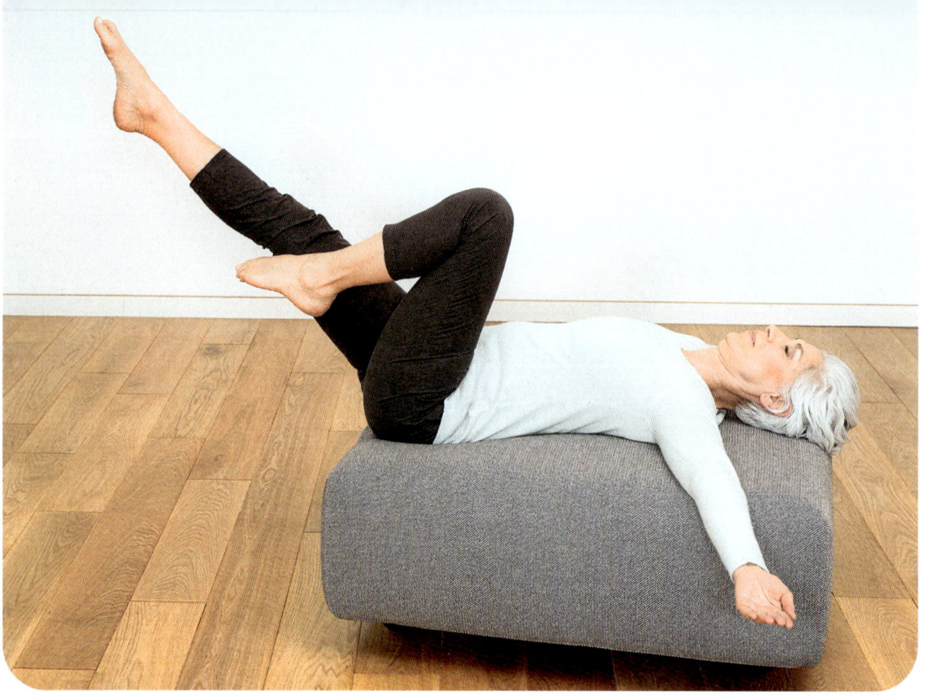

Liegefahrrad

Koordination, Konzentration, Körperwahrnehmung, Training der Rücken-, Bein-, Po- und Bauch-Muskulatur

Ausführung: Lege dich auf den Rücken auf dein Bett, am besten mit dem Po an der Kante, dann hast du mehr Bewegungsfreiheit und die Bauchmuskeln werden mehr gefordert. Die Arme liegen ausgestreckt seitlich neben deinem Körper, die Handflächen zeigen nach oben, so schieben sich deine Schulterblätter zusammen und der Rücken bleibt gerade. Stemme deine Beine senkrecht in die Höhe, die Knie sind dabei durchgedrückt. Und los geht's: Fahre mit den Beinen in der Luft Rad. Achte auf schöne große, kreisende Bewegungen.

Variante: Erhöhe den Schwierigkeitsgrad, indem du dir Gewichtsmanschetten um die Fesseln bindest.

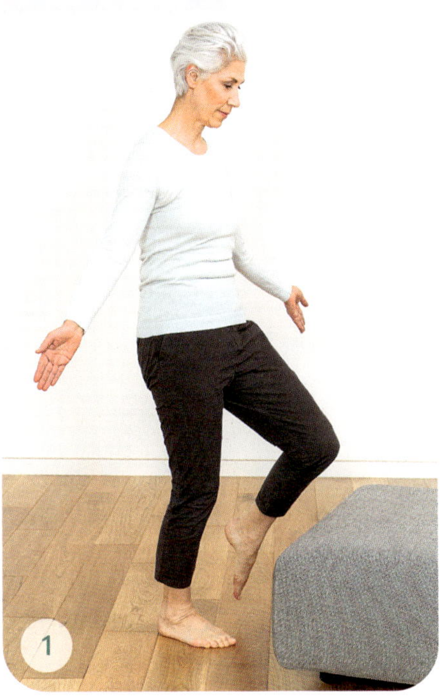

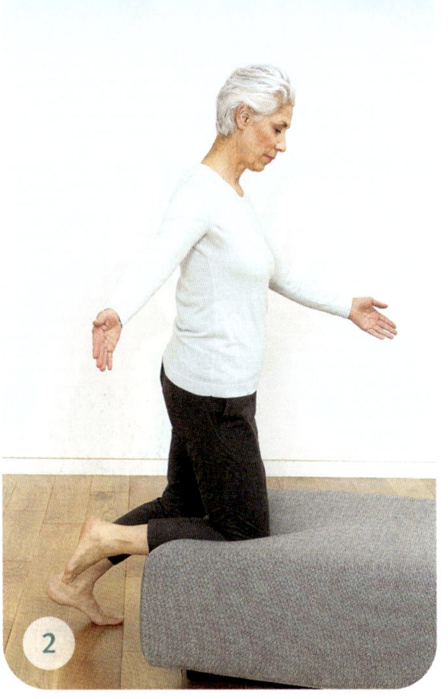

Rauf und runter

Koordination, Konzentration, Körperwahrnehmung, Training der Rücken-, Bein, Po- und Bauchmuskulatur

Ausführung: Stelle dich breitbeinig vor dein Bett, die Arme streckst du mit nach vorne gerichteten Handflächen seitlich aus. Knie dich mit einem Bein auf das Bett und folge mit dem anderen nach ❶. Dann stellst du nacheinander die Beine wieder auf den Boden ❷. Denke daran, dass der Stand breitbeinig sein soll. Wechsele beim Ausführen immer wieder das Bein, das die Übung beginnt.

Varianten: Nimm ein Handtuch in die Hände und strecke die Arme vor dir aus.

Probiere die Übung mit verschieden hohen Trainingsobjekten, je niedriger, desto höher der Schwierigkeitsgrad. Mache diese Übung auch auf deinem Sofa oder knie dich auf den Boden und komme von dort aus in den Stand.

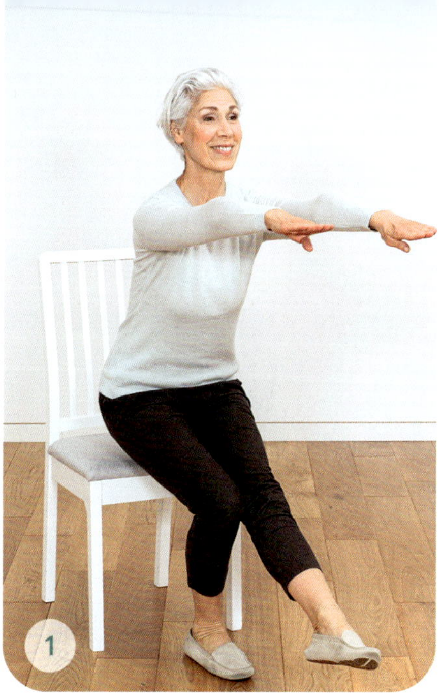

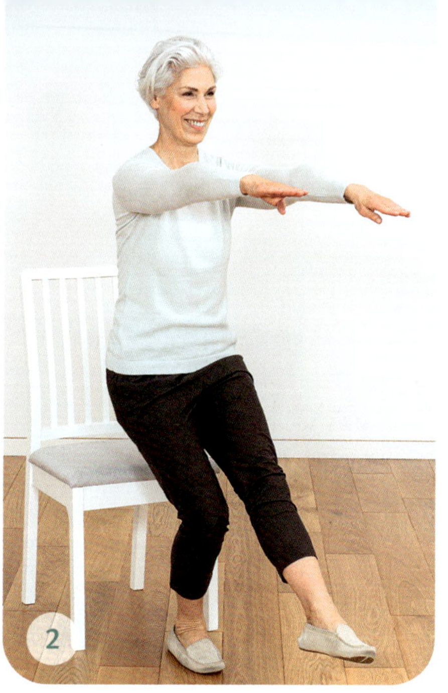

Aufstehen einbeinig

Koordination, Gleichgewicht, Konzentration, Körperwahrnehmung, Training der Oberschenkelmuskulatur

Diese Übung ist wirklich anstrengend, aber sie ist wichtig!

Ausführung: Suche dir einen Stuhl oder eine andere stabile Sitzgelegenheit. Wähle am Anfang eine relativ hohe Sitzfläche. Je höher die Sitzfläche, desto leichter ist das Aufstehen.

Stelle dich mit dem Rücken zur Sitzfläche vor den Stuhl. Nimm deine Hände hinter deinen Rücken und setze dich ganz vorsichtig, ohne dich umzusehen, hin. Damit du auch die Sitzfläche triffst, ertastet du sie, bevor du dich setzt.

Nun kommt der zweite und anstrengendere Teil der Übung: Strecke ein Bein nach vorne aus ❶. Damit bleibt dir nur ein Bein, um aufzustehen ❷. Und hoch mit dir! Sobald du aufrecht stehst, klatsche unter dem ausgestreckten Bein in die Hände. Versuche es gleich noch einmal – diesmal auf der anderen Seite.

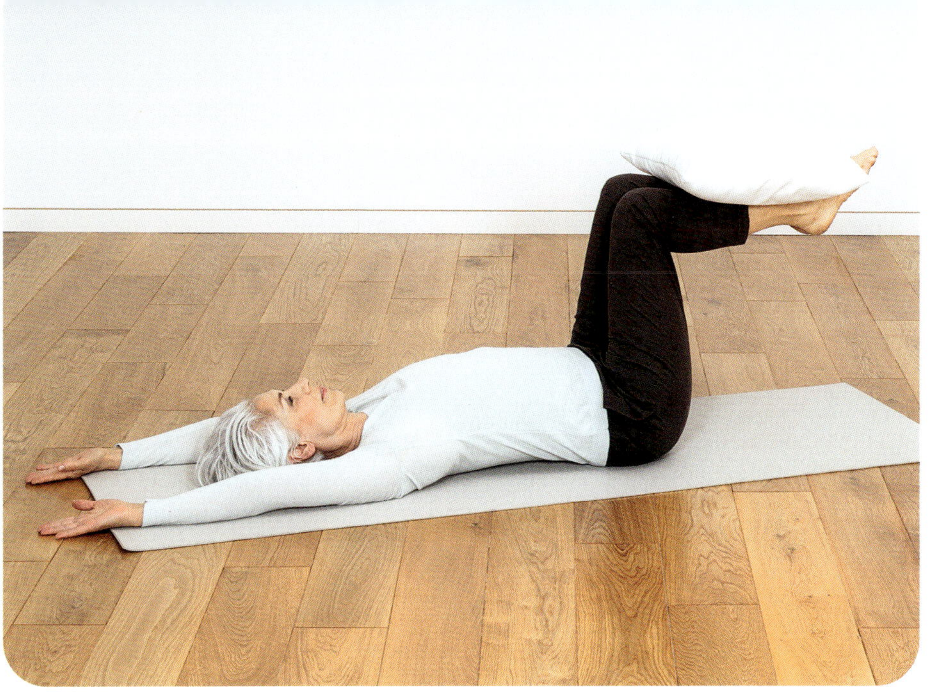

Kissen auf und ab

Koordination, Körperwahrnehmung, Training der Rücken-, Bein-, Po- und Bauchmuskulatur

Ausführung: Lege dich auf den Rücken. Nimm ein Kissen in beide Hände und lege es mit ausgestreckten Armen hinter deinen Kopf ab.

Ziehe dann deine Knie an, Hüfte und Knie sind jeweils um 90 Grad gebeugt. Hebe deinen Oberkörper leicht an und führe die Arme nach vorne, um das Kissen auf den Schienbeinen abzulegen. Lass das Kissen darauf liegen und führe die Arme wieder hinter dem Kopf. Lege deine Arme ab und entspanne dich für einen Moment

Richte dich dann wieder auf, nimm die Arme nach vorne und nimm das Kissen von den Schienbeinen, um es hinter den Kopf zu führen.

Variante: Du kannst die Größe und das Gewicht des Kissens variieren oder auch einen Ball verwenden.

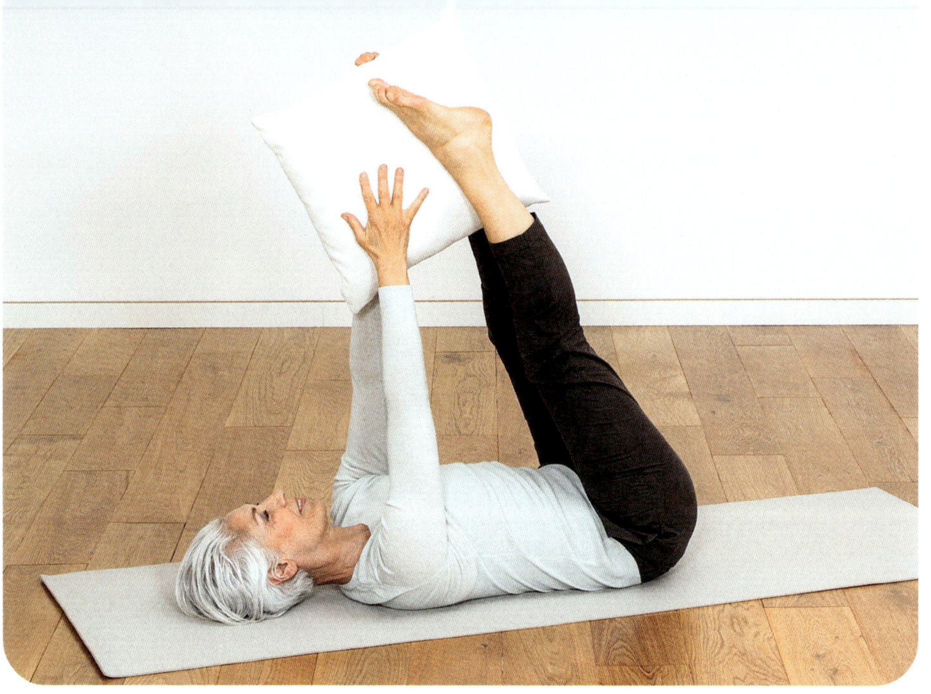

Kissenübergabe

Koordination, Körperwahrnehmung, Training der Rücken-, Bein-, Po- und Bauchmuskulatur

Ausführung: Lege dich auf den Rücken. Nimm ein Kissen hinter deinem Kopf mit beiden Händen auf.

Hebe deine Beine ausgestreckt in eine senkrechte Position. Dann hebe deinen Oberkörper an und klemme das Kissen zwischen deine Füße. Lege deine Beine und Arme wieder in die Ausgangsposition zurück. Entspanne dich und atme einige Atemzüge bewusst ein und aus. Nun hebe deine Beine mit dem Kissen in die Senkrechte und hebe den Oberkörper an, um das Kissen in Empfang zu nehmen. Lege dich wieder ausgestreckt hin. Du solltest diese Bewegungsabläufe mindestens fünfmal wiederholen. Versuche dich von Training zu Training zu steigern.

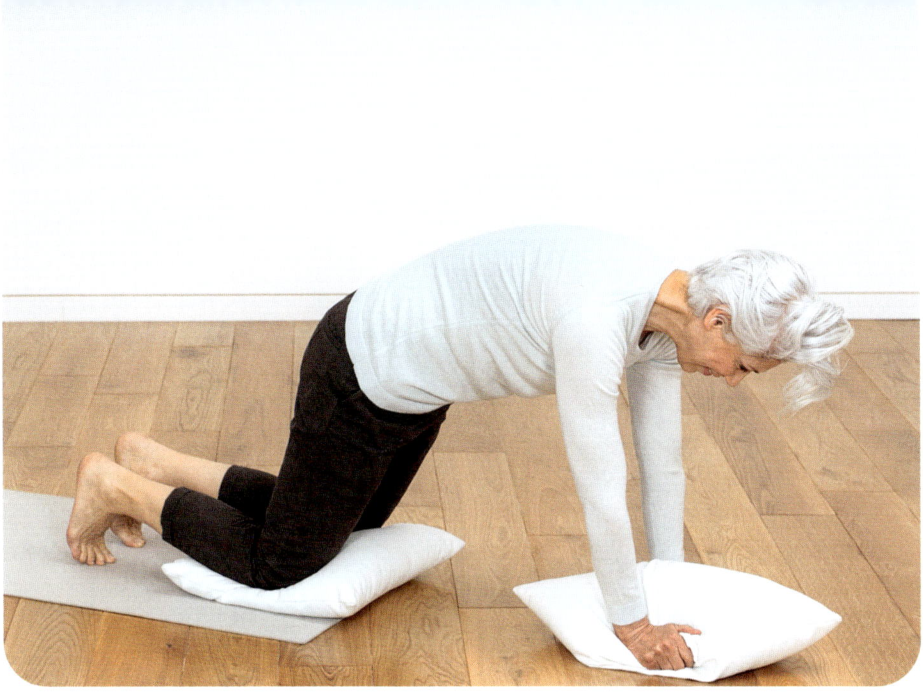

Kissenschieben

Koordination, Körperwahrnehmung, Training der Rücken-, Bein-, Po- und Bauchmuskulatur

Für diese Übung brauchst du zwei Kissen.

Ausführung: Knie dich im Vierfüßerstand auf den Boden. Ein Kissen legst du unter die Knie, das andere hältst du mit den Händen fest. Mache einen Buckel. Diese Position ist zum Entspannen geeignet. Dann schiebe das Kissen über den Boden nach vorne und strecke den Rücken. Achte darauf, dass du am Anfang die Strecke etwas kleiner bemisst, und steigere dich dann von Mal zu Mal mehr. Du wirst lernen, die Distanz richtig einzuschätzen. Der Weg nach vorne ist noch recht einfach, die Bewegung zurück zu den Knien ist schon etwas schwerer. Mache bei der Rückwärtsbewegung einen Katzenbuckel.

Variante: Nimm statt des Kissens ein Rollbrett.

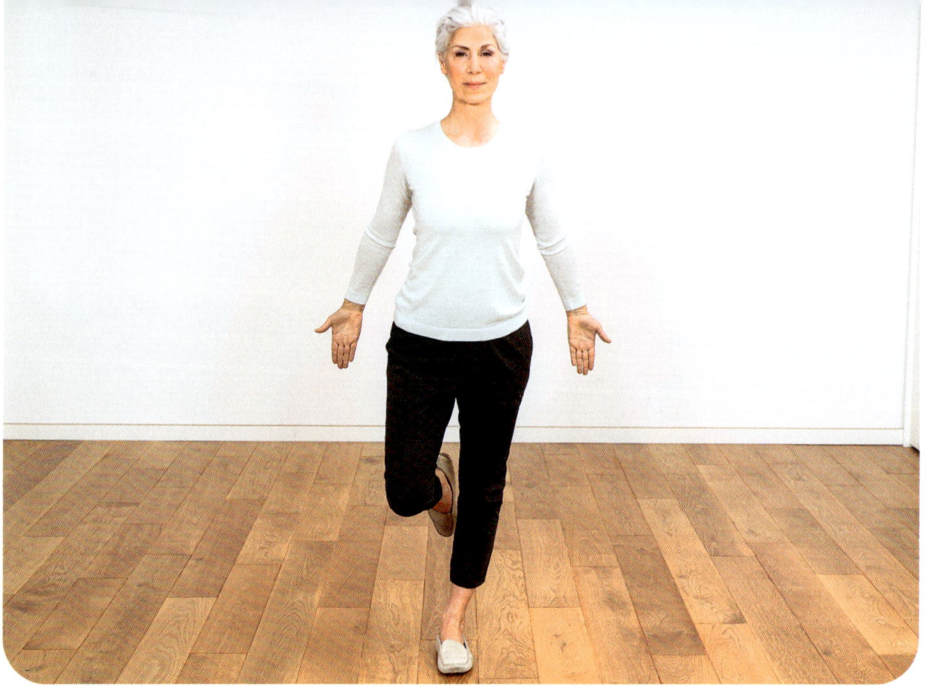

Einbeinstand

Gleichgewicht, Koordination, Konzentration, Körperwahrnehmung, Training der Rumpf- und Beinmuskulatur

Ausführung: Stelle dich wie der sprichwörtliche Storch im Salat auf ein Bein. Fixiere dabei einen festen Punkt in Kopfhöhe, das macht es leichter, das Gleichgewicht zu halten, und es wird dir nicht so leicht schwindelig. Zähle bis fünf. Mit zunehmender Übung solltest du immer länger auf einem Bein stehen können.

Varianten: Beuge das Knie des Standbeines leicht.

Löse im Einbeinstand eine Denksportaufgabe, zum Beispiel kannst du Wörter suchen, die mit A anfangen. Du wirst staunen, wie lange du stehen bleiben kannst, wenn du dabei an etwas anderes denkst.

Stelle dich auf die Zehenspitzen.

Strecke deine Arme zur Seite aus. Dann winkele die Ellbogen an und ziehe die Schulterblätter nach hinten zusammen.

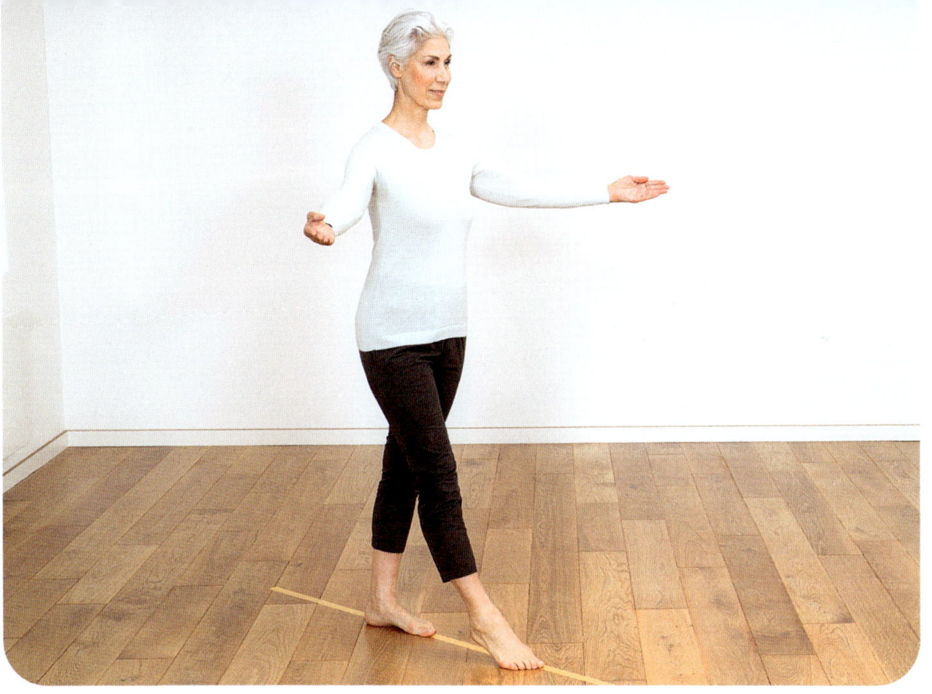

Balancieren auf dem Strich

Gleichgewicht, Koordination, Konzentration, Körperwahrnehmung, Körperspannung

Das kennen wir von der Alkoholkontrolle der Polizei. Ohne Wackeln eine Linie abzuschreiten, ist nicht so einfach, selbst ohne fünf Bier intus!

Ausführung: Suche dir eine Fuge in einem Fliesen- oder Parkettboden aus oder klebe dir eine Linie mit Klebband auf den Boden. Pass aber auf, dass du nicht ständig auf den Boden starrst, die Linie dient nur zur Kontrolle – du kannst so nach einigen Schritten leichter prüfen, ob du richtig unterwegs bist.

Dann geht es los. Schreite den vorgegebenen Pfad ab. Halte den Kopf dabei hoch und schau nach vorne, nicht nach unten. Das ist das Wichtigste! Fixiere am besten einen festen Punkt an der Wand. So fällt es dir leichter, die Richtung und das Gleichgewicht zu halten.

Varianten: Gehe rückwärts.

Schwinge mit den Armen beim Laufen.

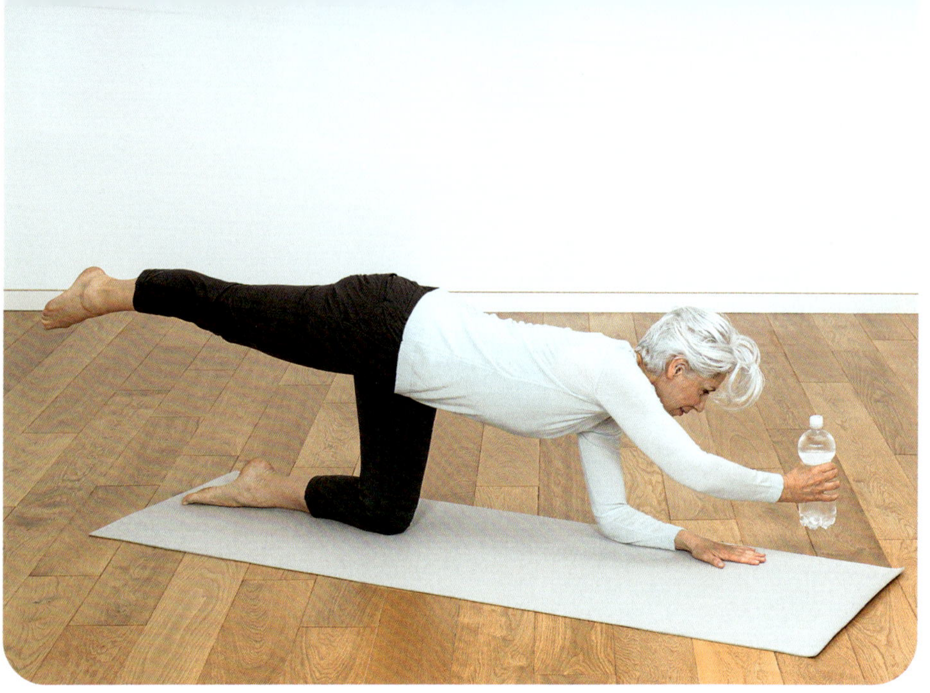

Flasche, wechsele dich

Gleichgewicht, Koordination, Konzentration, Körperwahrnehmung, Körperspannung

Die Grundvoraussetzung für ein gutes Gleichgewicht sind eine gute Körperspannung und -wahrnehmung. Für diese Übung benötigst du einen kleinen Gegenstand, den du gut greifen kannst – zum Beispiel eine Plastikflasche.

Ausführung: Knie dich auf den Boden mit aufgestützten Unterarmen. Strecke das rechte Bein nach hinten aus. Nimm den Gegenstand in deine rechte Hand und stelle ihn links von der Stützhand ab. Bringe das rechte Bein wieder zum Boden, stütze dich mit beiden Händen ab und drücke den Rücken nach oben durch: Mache einen »Katzenbuckel«. Strecke jetzt dein linkes Bein aus, nimm mit der linken Hand den Gegenstand auf und lege ihn neben der rechten Hand ab. Wiederhole diese Übung, so oft wie du sie sauber ausführen kannst, und steigere dich mit der Zeit.

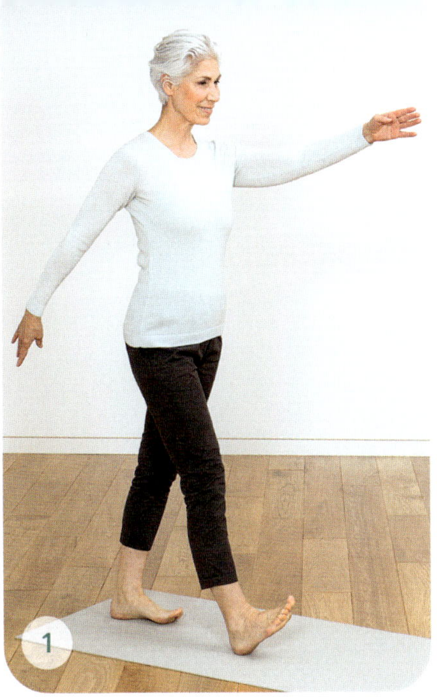
1

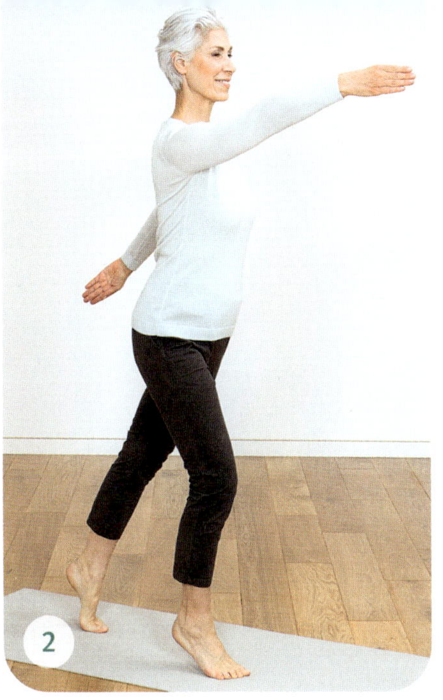
2

Wiegeschritt mit Armschwingen

Gleichgewicht, Koordination, Konzentration, Körperwahrnehmung, Körperspannung

Ausführung: Stelle dich aufrecht hin und stelle den rechten Fuß um eine Fußlänge vor den linken.

Lege dann zunächst eine Hand auf deinen Bauch und die andere auf deinen Rücken. Nun gehe leicht in die Knie und bewege dich in einer wiegenden Bewegung auf der Stelle, indem du dich auf den Fußsohlen nach vorn und hinten rollst. Dein Oberkörper darf nicht nach vorne gebeugt sein. Achte auf eine aufrechte Haltung!

Als Nächstes schwingst du die Arme im großen Bogen vor und zurück ❶. Mit Schwung kannst du jetzt diese Bewegung in einen großen Schritt nach vorne ausweiten. Schreite schwungvoll durch den Raum. Halte dich aufrecht und rolle die Fußsohlen ab ❷.

Varianten: Halte einen Stock auf Brusthöhe, das hilft, das Gleichgewicht zu halten. Oder fixiere einen Punkt an der Wand.

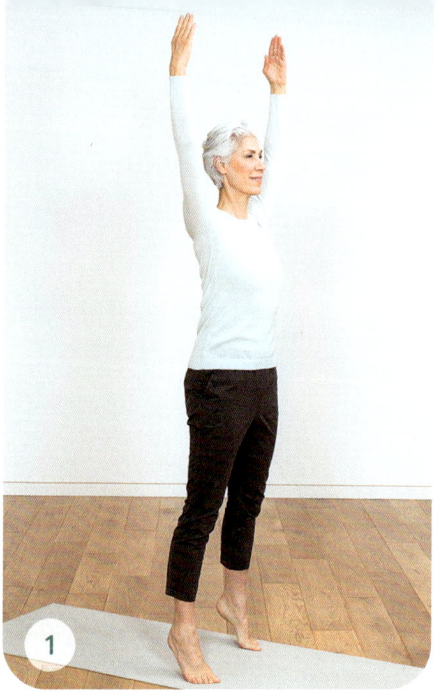

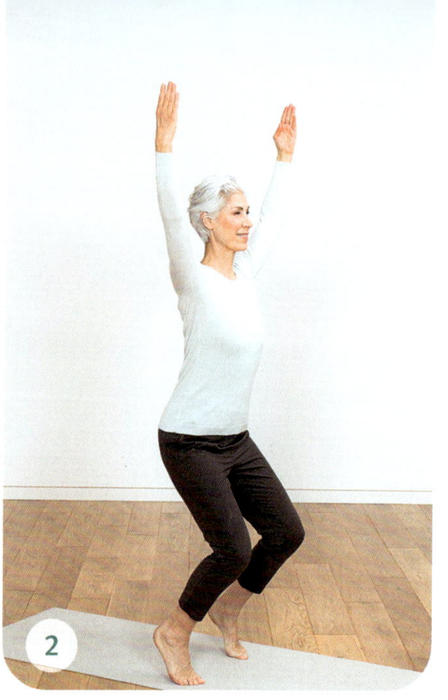

Ballerina auf der Spitze

Gleichgewicht, Koordination, Konzentration, Körperwahrnehmung, Körperspannung

Ausführung: Stelle dich breitbeinig und aufrecht hin, die Arme streckst du über den Kopf. Hebe dann die Fersen vom Boden ab und halte diese Position, solange du kannst ❶. Dann setze die Fersen wieder auf den Boden auf.

Varianten: Gehe im Ballenstand ganz leicht in die Knie ❷.

Wenn du unsicher bist, stelle einen Stuhl seitlich neben dich und berühre die Lehne ganz leicht mit den Fingerspitzen, um dich zu stabilisieren.

Ziehe die Schultern hoch, während du auf den Ballen stehst, und lasse sie langsam wieder nach unten gleiten, wenn du mit den Fersen wieder fest auf dem Boden stehst.

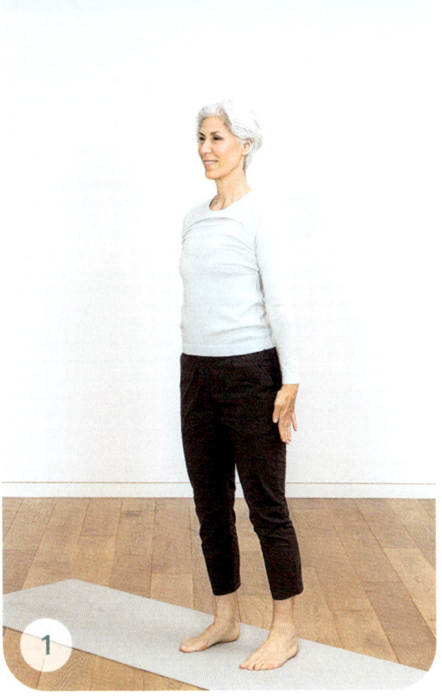

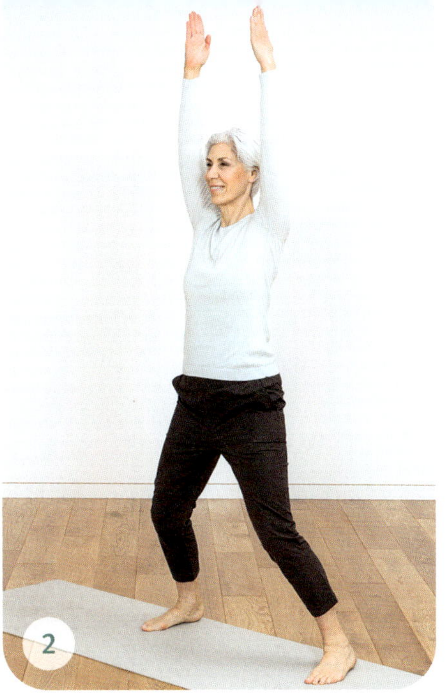

Hampelmann

Gleichgewicht, Koordination, Konzentration, Körperwahrnehmung, Körperspannung, Kondition, Schnelligkeit

Ja genau, der gute alte »Hampelmann«. Kennst du ihn?

Ausführung: Stelle dich hin, die Füße hüftbreit auseinander, mit den Händen an der Seite der Oberschenkel ❶. Spring in die Luft und komme mit gegrätschten Beinen wieder auf, dabei klatschst du über dem Kopf in die Hände ❷. Beim nächsten Sprung landest du wieder hüftbreit mit den Armen seitlich neben dem Körper.

Variante: Springe beim Hüpfen abwechselnd nach vorne und nach hinten. Achte darauf, dass du genügend Platz hast.

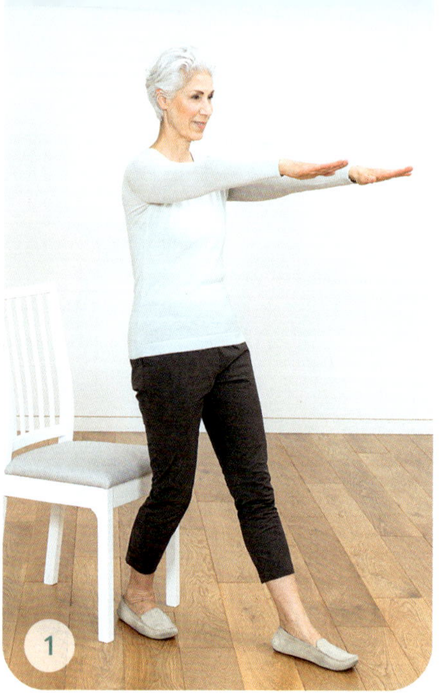

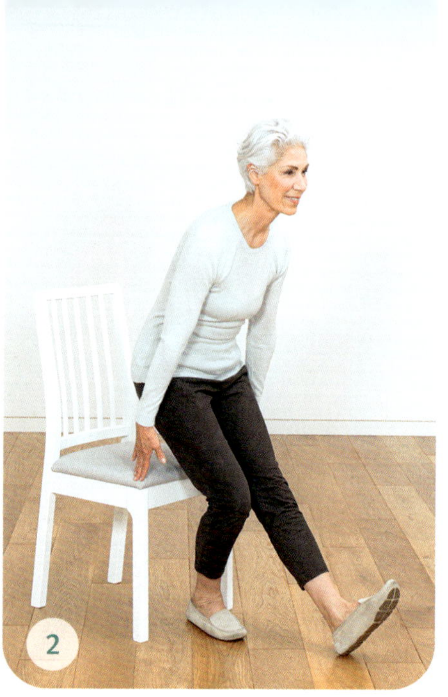

Mache einen Diener

Gleichgewicht, Koordination, Konzentration, Körperwahrnehmung, Körperspannung, Kondition Schnelligkeit

Ausführung: Diese Übung machen wir in vier Schritten:

1. Stelle dich aufrecht einen Schritt entfernt vor einen Stuhl, die Beine hüftbreit auseinander. Strecke die Arme nach vorne. Lehne dich mit dem Oberkörper leicht nach hinten. Mache einen großen Schritt nach hinten und verlagere dein Gewicht auf dieses Bein ❶.
2. Strecke das andere Bein durch und stelle es auf die Ferse auf. Dabei knickst du das hintere Bein im Knie leicht ein.
3. Gehe tiefer ins hintere Knie, schiebe das Gesäß nach hinten und beuge den geraden Oberkörper nach vorn. Mit den Händen tippst du die Sitzfläche des Stuhls an, ohne dich zu setzen ❷. Es sieht aus, als machtest du einen perfekten Diener vor der Königin.
4. Richte dich langsam auf und mache einen Schritt zurück in die Ausgangsstellung.

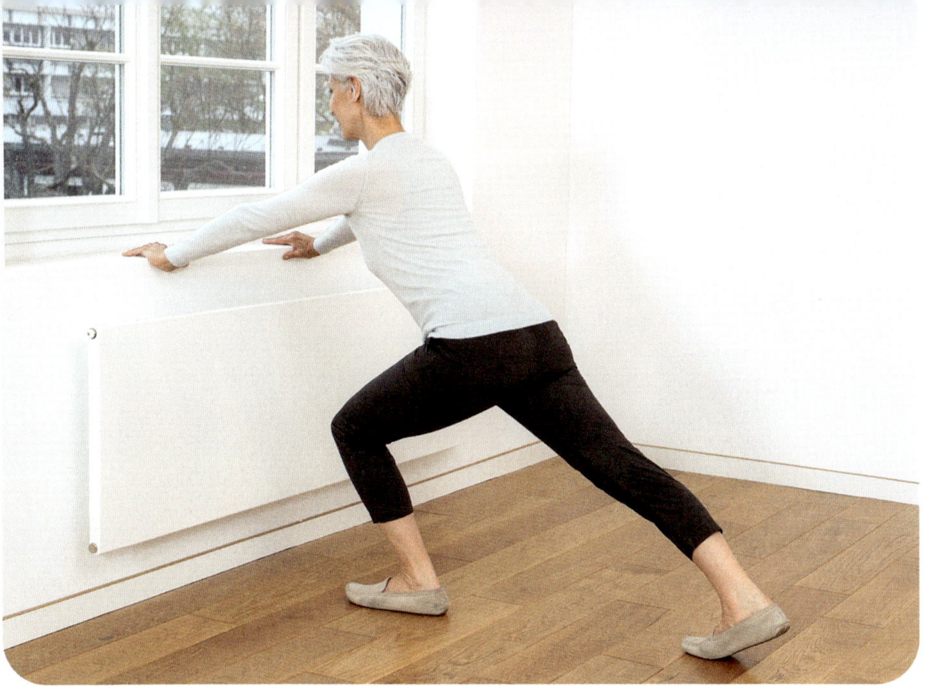

Wechselschritt

Gleichgewicht, Koordination, Konzentration, Körperwahrnehmung, Körperspannung, Kondition, Schnelligkeit

Ausführung: Stelle dich vor eine sichere Haltemöglichkeit. Suche dir einen festen Halt auf Hüfthöhe, zum Beispiel einen Tisch oder eine Fensterbank. Halte dich gut fest und tritt einen großen Schritt zurück. Bringe dann das linke Bein nach vorne, so dass du in Schrittstellung stehst. Mit einem Sprung wechselst du die Position der Beine. Du landest mit dem rechten Bein vorne und mit dem linken hinten. Wiederhole diese Übung mehrmals, wobei du versuchen solltest, das Tempo zu erhöhen.

Variante: Falls dir zu dieser Übung ein Reim oder Liedchen einfällt, singe es laut vor dich hin. Ich habe es bei meinem Patienten erleben dürfen, welche Wunder das bewirkt. Die Bewegungen, die bereits in der Kindheit oder Jugend mit einem Lied in Verbindung gebracht werden, können in späteren Jahren noch gemacht werden, auch wenn sie sonst nicht so einfach möglich sind.

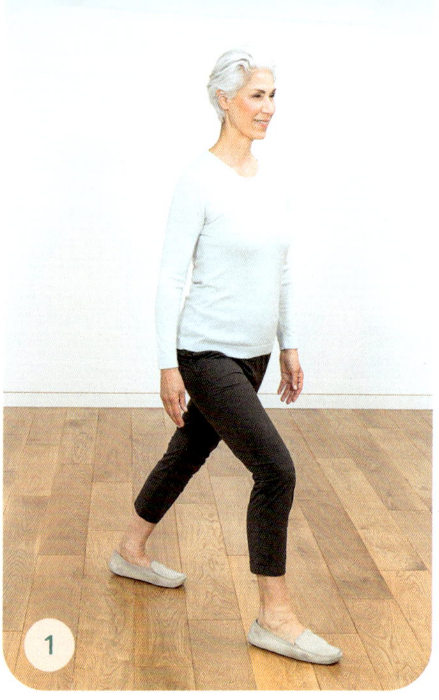

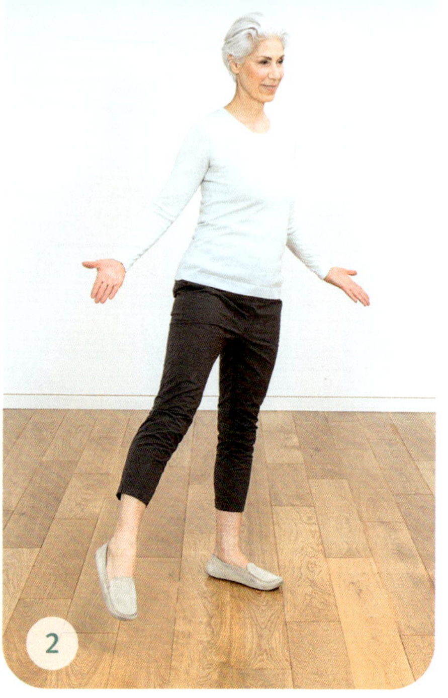

Vorwärts, rückwärts, seitwärts, stehen

Koordination der Bewegungen, der Konzentration, der Körperwahrnehmung, Körperspannung, Gleichgewicht

Ausführung: Stelle dich aufrecht hin. Dein linkes Bein ist das Standbein. Verlagere das gesamte Gewicht darauf. Nun hebe das rechte Bein an und mache einen großen Schritt nach vorne ❶. Als Nächstes bewegst du es in einer großen Bewegung nach hinten, anschließend tippst du mit dem Fuß seitlich vom Körper auf dem Boden auf ❷. Schließlich bringst du das Bein wieder in die Ausgangposition zurück. Achte immer darauf, dass du deine Füße anhebst und eine große Bewegung machst.

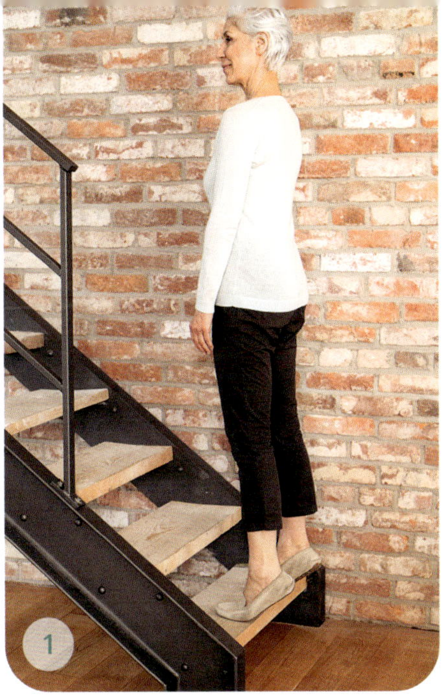

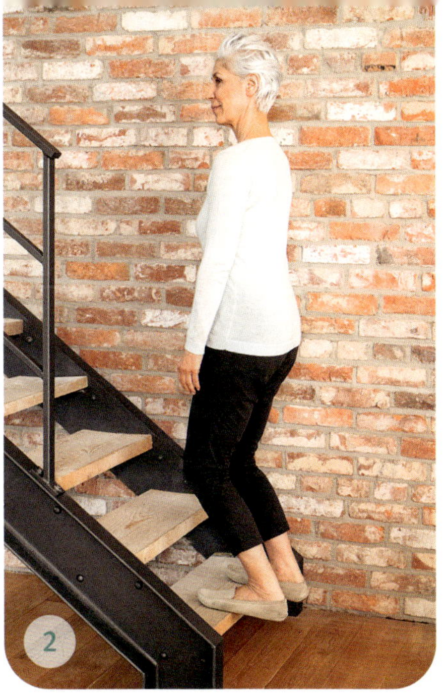

Ballenstand auf der Treppe

Koordination, Konzentration, Körperwahrnehmung, Körperspannung, Gleichgewicht

Ausführung: Gehe mit sicheren, großen Schritten auf eine Treppe zu. Stelle dich mit beiden Füßen auf die unterste Stufe, dabei steht nur die vordere Hälfte der Fußsohlen auf der Treppenstufe, die Fersen ragen hinten über. Versuche, dich dabei nicht am Geländer festzuhalten. Nun strecke dich nach oben, stelle dich auf die Fußballen und hebe deine Fersen an ❶. Halte die Spannung für einen Moment. Atme ein paar Mal ganz tief ein und aus. Dann lasse dich wieder absinken und drücke die Fersen nach unten ❷. Versuche mit zunehmender Übung, die Zeitspanne auf den Ballen zu verlängern.

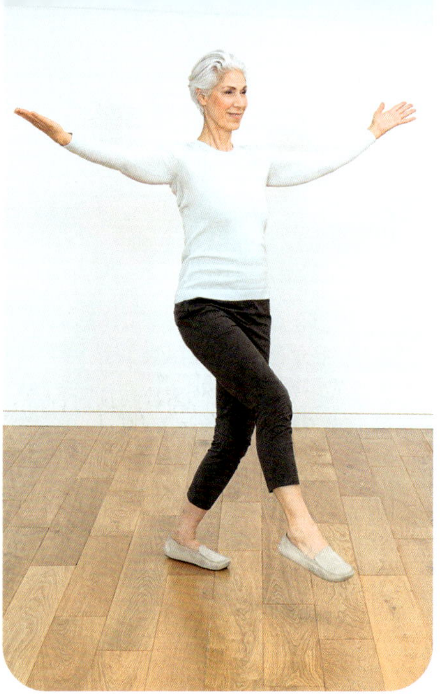

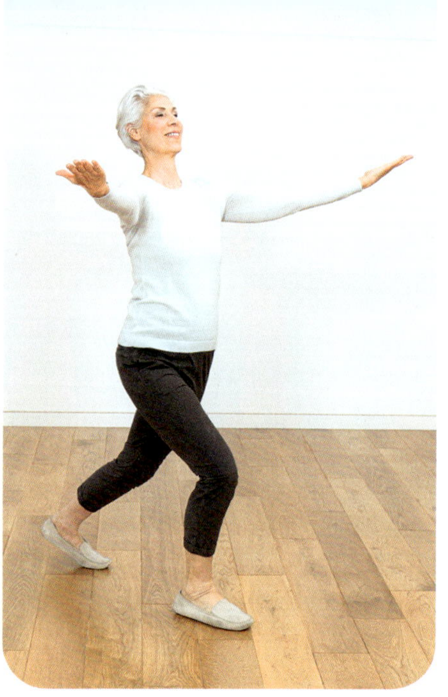

Aufstampfen

Koordination, Körperwahrnehmung, Körperspannung, Gleichgewicht, großes Bewegungsausmaß

Ausführung: Du beginnst im aufrechten Stand, die Beine stehen hüftbreit auseinander, die Arme streckst du zur Seite. Mache mit dem rechten Bein einen großen Schritt nach vorne und stampfe dabei kräftig auf. Stelle das Bein mit einem kräftigen Stampfen wieder zurück.

Du kannst die Arme auch dynamisch bewegen: In der Ausgangsposition nimmst du deine Arme angewinkelt vor den Körper, die Hände zu Fäusten geballt. Beim Schritt nach vorne stoßen die Arme mit nach vorne. Beim Schritt zurück werden die Arme ausgestreckt nach oben genommen und in einer großen Kreisbewegung zur Körperseite zurückgeführt.

Übe auf beiden Seiten.

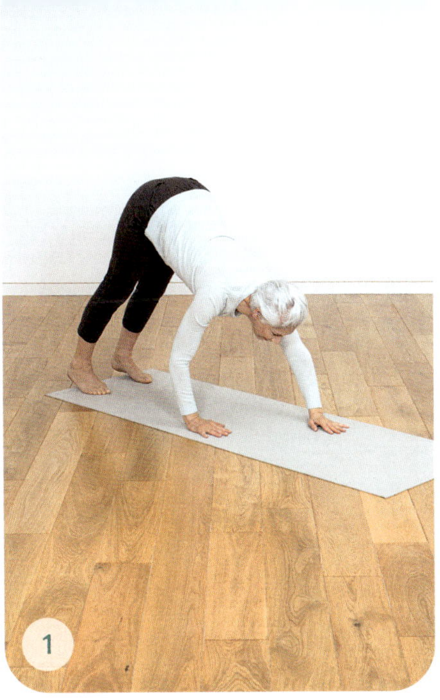

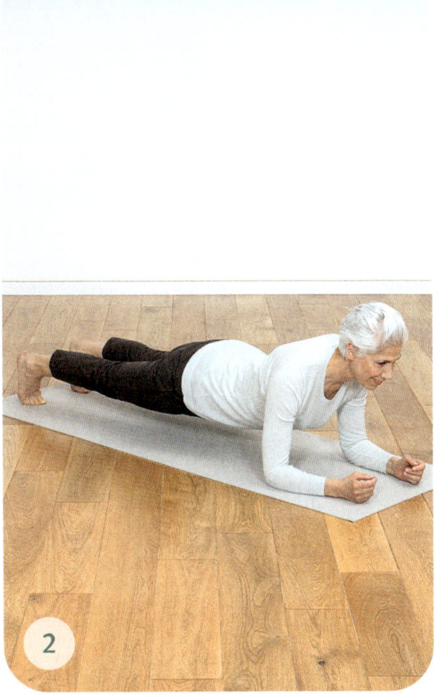

Vorwärtslauf auf den Händen

Koordination, Konzentration, Körperwahrnehmung, Körperspannung, Gleichgewicht

Ausführung: Du stehst hüftbreit aufrecht da. Bücke dich, bis du mit ausgestreckten Armen mit den Händen den Boden berührst. Achte darauf, dass die Knie durchgedrückt bleiben. Wandere jetzt mit den Händen über den Boden nach vorne ❶, bis du mit gestrecktem Körper, auf die Unterarme gestützt, über dem Boden schwebst ❷. Achte darauf, dass die Wirbelsäule nicht durchhängt, behalte Körperspannung.

Verbleibe einen Moment in dieser Position. Nun geht es wieder zurück in den aufrechten Stand.

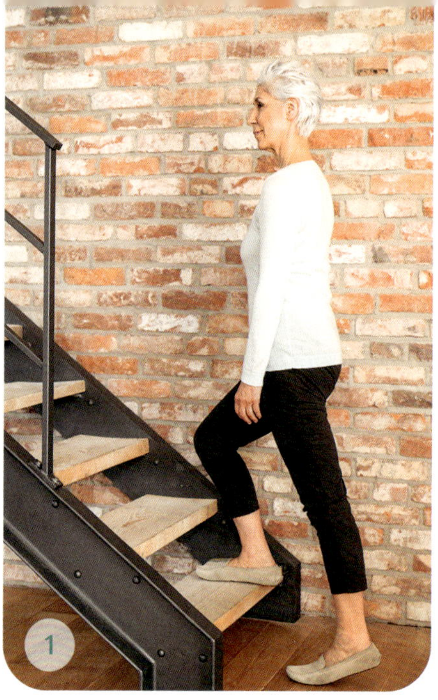

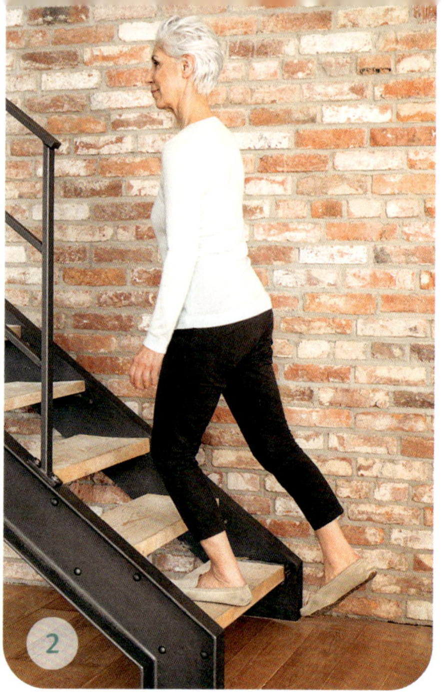

Treppentrampeln

Koordination, Konzentration, Körperwahrnehmung, Körperspannung, Gleichgewicht

Für diese Übung nutzt du eine unterste Treppenstufe.

Ausführung: Stelle dich einen Schritt entfernt von deinem »Trainingsgerät« auf. Stampfe mit einem Fuß auf die Stufe, dann gehst du wieder zurück in den aufrechten Stand und stampfst auch dabei fest auf. Wiederhole diese Bewegung einige Male, dann wechsele den Fuß.

Wenn du die Übung an einer Treppenstufe machst, kannst du auch stampfend die Treppe hochsteigen ❶ und rückwärts wieder hinuntergehen ❷. Dabei solltest du nicht nach unten schauen.

Variante: Bevor du dein Bein in Bewegung setzt, gib dir einen kleinen Klaps seitlich auf den Oberschenkel. Es ist sehr wichtig, diesen Trick gegen Freezing auch beim Training einzubauen damit er in einer Krisensituation abgerufen werden kann.

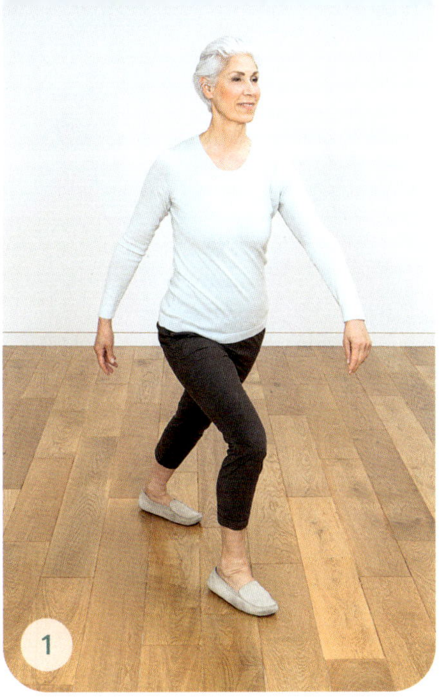

1

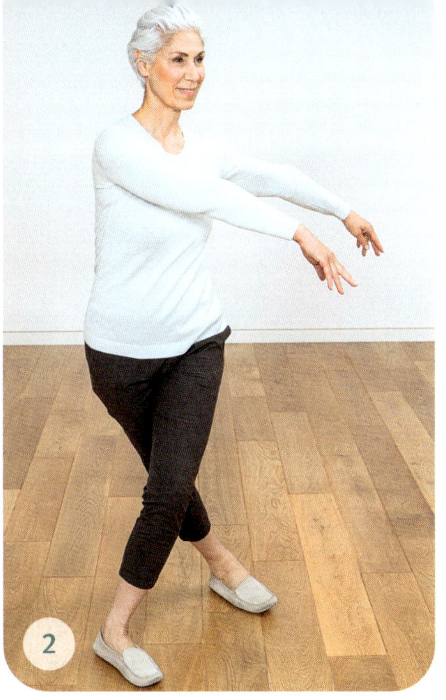

2

Tanzschritt

Koordination, Körperwahrnehmung, Körperspannung, Gleichgewicht

Tanzt du gerne? Na, dann los.

Ausführung: Stelle dich aufrecht hin. Deine Beine stehen hüftbreit auseinander und sind leicht in den Knien gebeugt. Mache mit dem rechten Bein einen großen Schritt nach vorne ❶. Folge mit dem linken Bein und stelle es über Kreuz rechts vom rechten Fuß ab ❷. Mache mit dem rechten Bein einen großen Schritt nach rechts hinten. Das linke Bein macht einen großen Schritt nach links und du endest wieder in der Ausgangsposition. Versuche es gleich noch einmal. Dieses Mal kannst du deine Arme mitschwingen lassen. Übe auf beiden Seiten.

Am besten, du machst die Übung zur Musik. So macht es noch mehr Spaß.

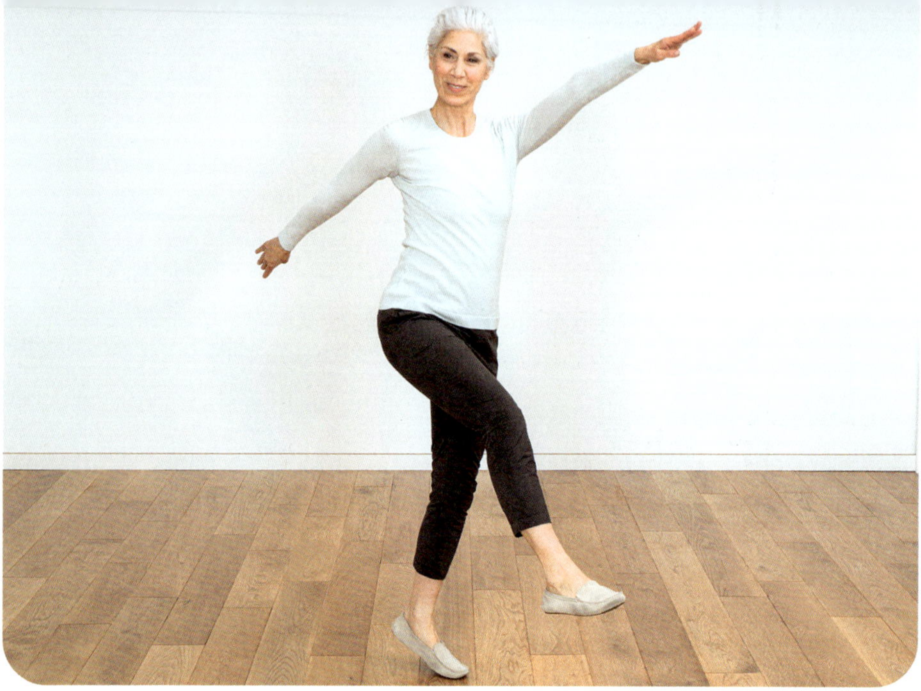

Springen und hüpfen

Koordination, Körperwahrnehmung, Körperspannung, Gleichgewicht, große Bewegungen, Spaß!

Springe und hüpfe durch das Zimmer, über deinen Flur oder durch den Garten. Mache große Schritte und hüpfe mit schwingenden Armen durch die Welt. Lass dich gehen und genieße die Bewegung. Es ist egal, ob es albern aussieht – wichtig ist, dass du Spaß hast und wirklich große, ausladende Bewegungen machst.

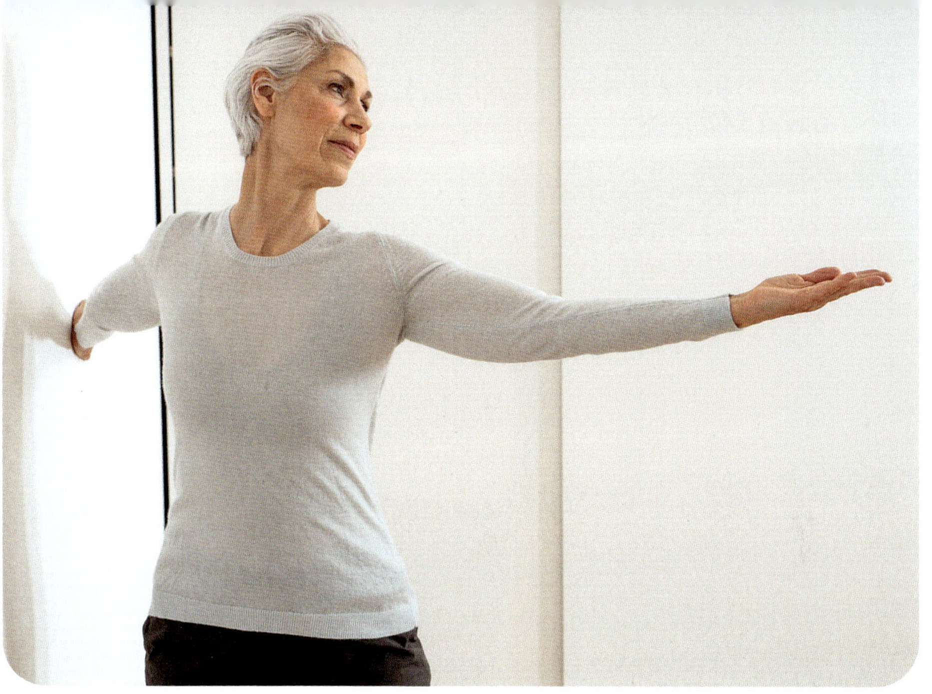

Brustdehnung an der Wand

Körperwahrnehmung, Dehnung der Brust- und Armmuskulatur

Ausführung: Stelle dich mit deiner rechten Körperseite seitlich zur Wand aufrecht hin. Dein rechter Arm ist an der Wand entlang nach hinten gestreckt, die flache Hand liegt an der Wand. Drehe deinen Körper nach außen (links) und spüre die angenehme Dehnung in der Brust- und Armmuskulatur. Strecke den linken Arm zur Seite aus und ziehe ihn nach hinten, um die Dehnung zu unterstützen. Halte die Spannung einen Moment, dann versuche, dich noch etwas weiter in die Dehnung zu begeben. Gehe dabei bis an deine Schmerzgrenze. Zähle bis zehn. Du kannst die Verweildauer selbst bestimmen und mit der Zeit auch verlängern. Wichtig ist, dass du immer einige Zeit in der Dehnung verweilst. So können sich die Muskeln, Sehnen und Bänder effektiv dehnen.

Mache die Übung auch auf der anderen Seite.

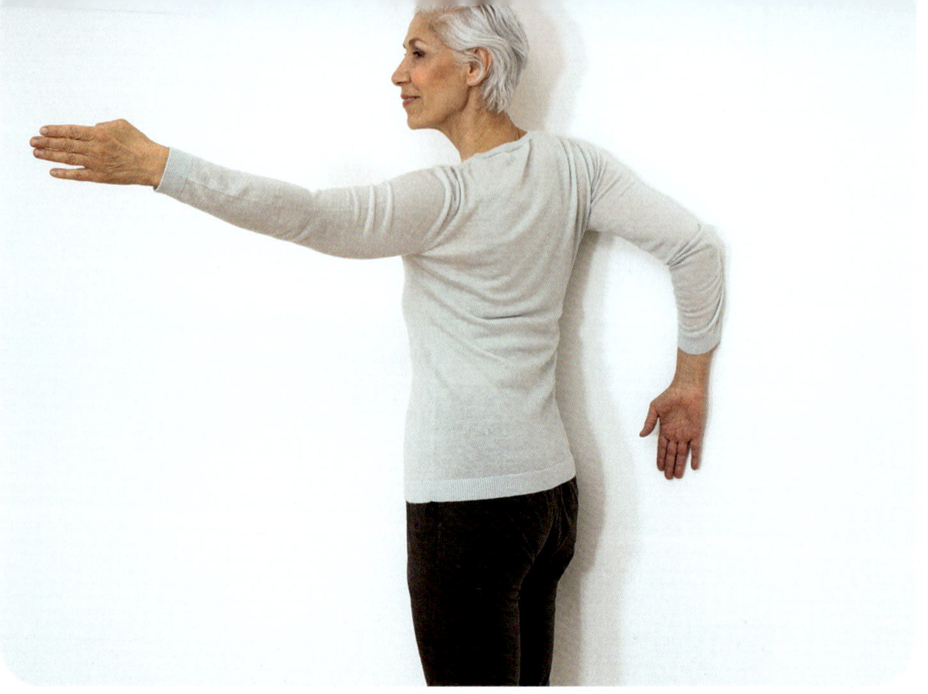

Brustdehnung mit abgewinkeltem Arm

Koordination, Körperwahrnehmung, Dehnung der Brust- und Armmuskulatur

Ausführung: Stelle dich mit der rechten Körperseite seitlich zur Wand aufrecht hin. Dein Arm liegt hinter deinem Rücken an der Wand, der Unterarm ist um 90 Grad nach unten abgewinkelt. Drehe dich mit der linken Körperseite nach außen-hinten und dehne dich so. Strecke den linken Arm zur Seite und ziehe ihn leicht nach hinten, um die Dehnung zu unterstützen. Halte die Spannung, während du langsam bis 10 zählst.

Wiederhole die Übung auch auf der linken Seite.

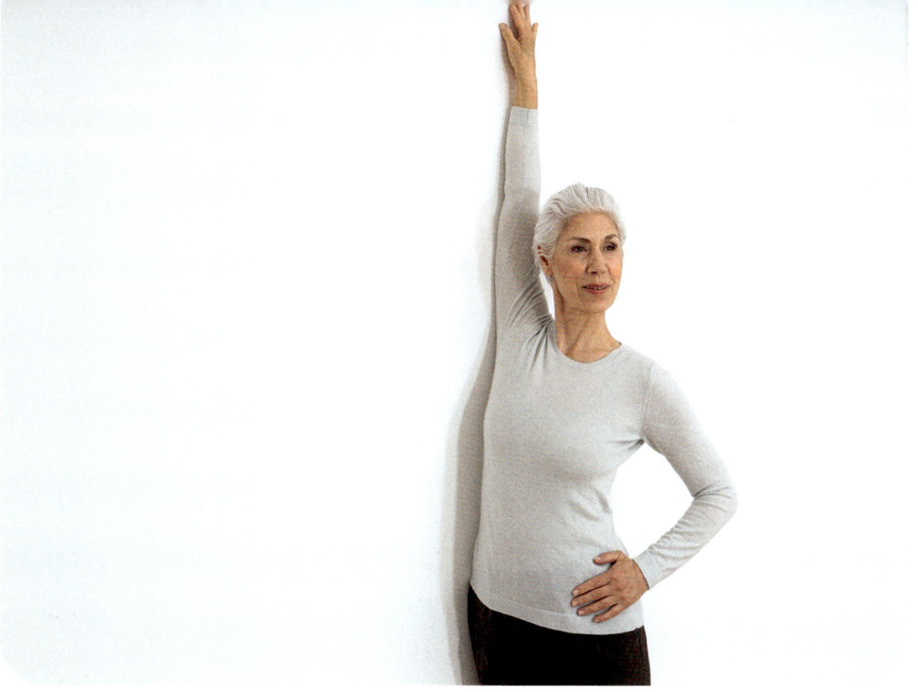

Streckung nach oben

Koordination, Körperwahrnehmung, Dehnung der Brust- und Armmuskulatur

Ausführung: Stelle dich mit der rechten Körperseite seitlich zur Wand aufrecht hin. Die Wand dient als Widerstand. Strecke den rechten Arm senkrecht nach oben aus an der Wand entlang, die linke Hand stemmst du in die Hüfte. Schiebe den rechten Arm noch ein Stück weiter nach oben, als müsstest du etwas von einem hohen Regal herunterholen. Halte die Spannung und strecke dich dann noch einmal ein Stückchen – ein Zentimeter geht noch! Denke an deine Atmung und mache mindestens drei tiefe Atemzüge. Mit der Zeit kannst du die Dehnungsphase verlängern. Wiederhole die Übung auf der anderen Körperseite.

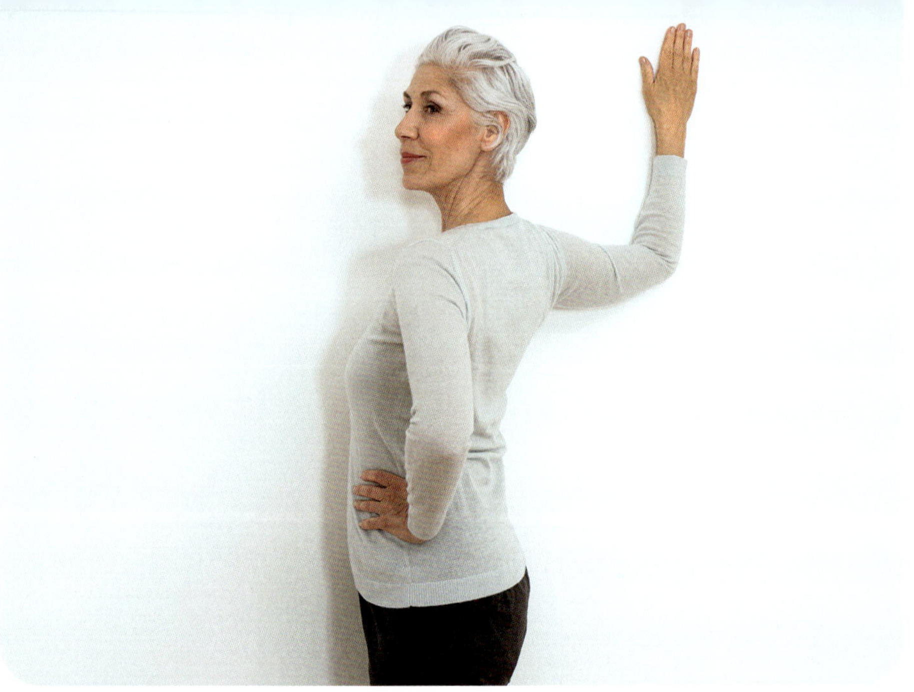

Streckung nach oben mit angewinkeltem Arm

Koordination, Körperwahrnehmung, Dehnung der Brust- und Armmuskulatur

Ausführung: Stelle dich mit der rechten Körperseite seitlich zur Wand aufrecht hin. Strecke den rechten Arm senkrecht nach oben aus, wobei du ihn gegen die Wand legst, und winkele den Unterarm ab. Die linke Hand stemmst du in die Hüfte. Drehe dich leicht nach links und schiebe die Schulterblätter zusammen und spüre die angenehme Dehnung. Wiederhole dies auf der linken Seite. Halte die Dehnung mindestens drei tiefe Atemzüge lang und verlängere mit der Zeit.

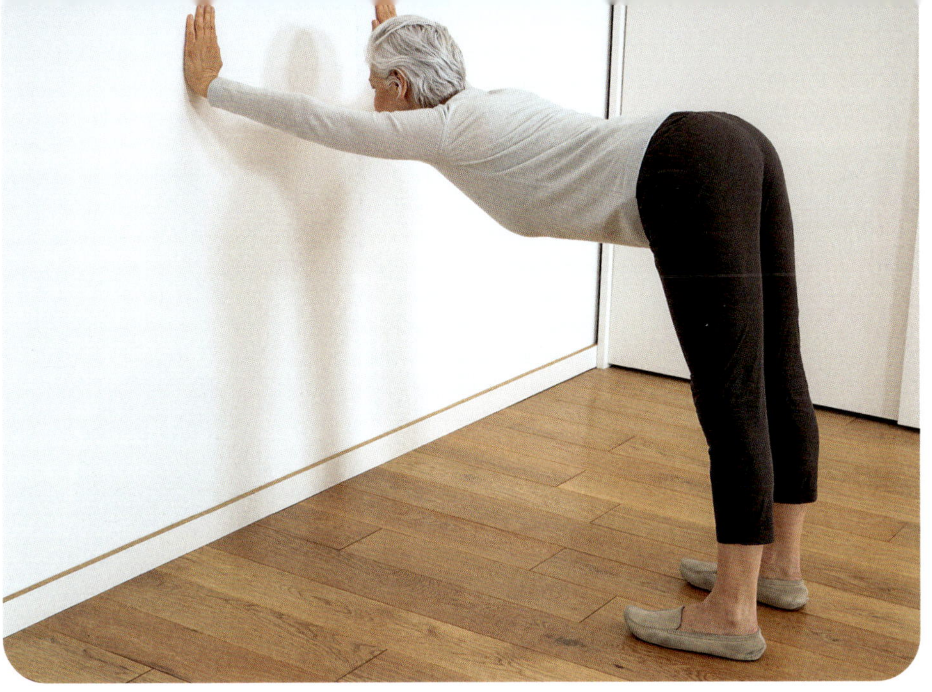

Dehnung nach vorn

Koordination, Körperwahrnehmung, Dehnung der Brust-, Rücken- und Armmuskulatur

Ausführung: Stelle dich mit dem Blick zur Wand aufrecht hin, einen großen Schritt weit davon entfernt. Eventuell musst du den Abstand noch etwas korrigieren, sodass du dich mit ausgestreckten Armen aufdehnen kannst.

Nimm deine Arme nach vorne und stütze dich in Hüfthöhe an der Wand ab. Beuge deinen Oberkörper nach vorn und schiebe deine Hüfte nach hinten. Spüre das Gefühl der Dehnung und halte deine Position etwa fünf Sekunden.

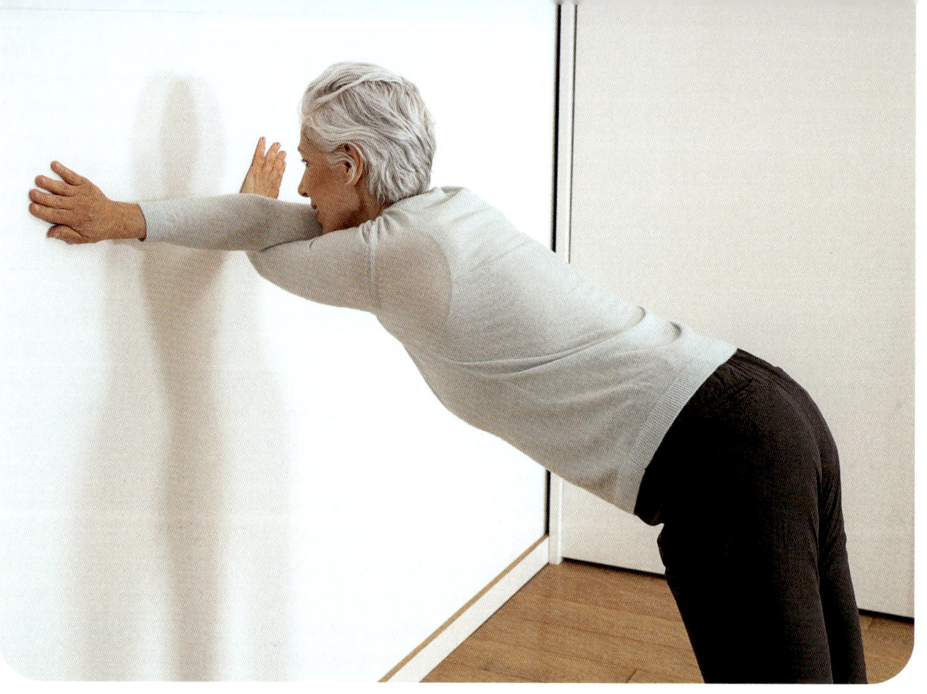

Rückendehnung

Koordination, Körperwahrnehmung, Dehnung der Rücken- und Armmuskulatur

Ausführung: Stelle dich mit dem Blick zur Wand aufrecht hin, einen großen Schritt von der Wand entfernt. Kreuze die Arme vor deinem Körper, deine Handflächen berühren die Wand. Schiebe die Hände so weit wie möglich auseinander. So kannst du eine Dehnung im Rücken erzeugen.

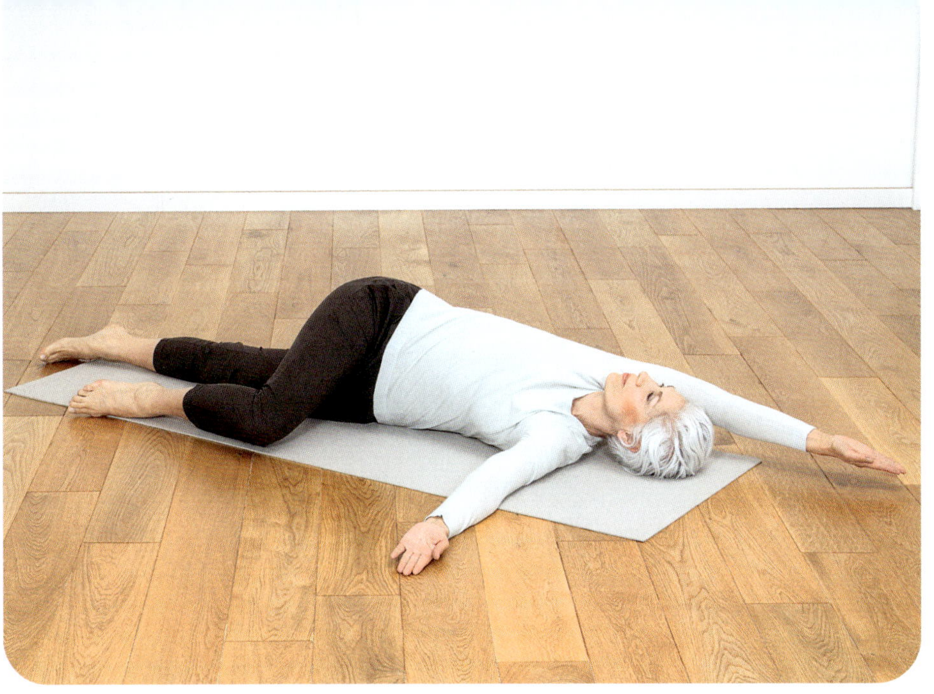

Heiligenschein

Koordination, Körperwahrnehmung, Dehnung der Brust-, Rücken- und Armmuskulatur

Ausführung: Lege dich gemütlich in die stabile Seitenlage: Das eine Bein ist ausgestreckt, das andere wird abgewinkelt und über das gestreckte Bein gelegt, das Knie ruht auf dem Boden. Deine Arme streckst du gerade vor deinem Körper aus und legst deine Händeflächen aufeinander. Der obenliegende Arm bewegt sich nun über den Kopf hinweg in einer großen Kreisbewegung nach hinten, als würdest du deinen Heiligenschein nachzeichnen. Dabei wird die Hand ab dem Scheitelpunkt mit der Handfläche nach oben gedreht und der Oberkörper dehnt sich auf. Der Oberkörper dreht sich dabei auf den Rücken, während die Beine in der Ausgangsstellung bleiben. Achte darauf, dass dein Knie am Boden bleibt. Damit kann eine maximale Dehnung des Oberkörpers, vor allem der Brustmuskulatur, erreicht werden.

Mache die Übung auf beiden Seiten.

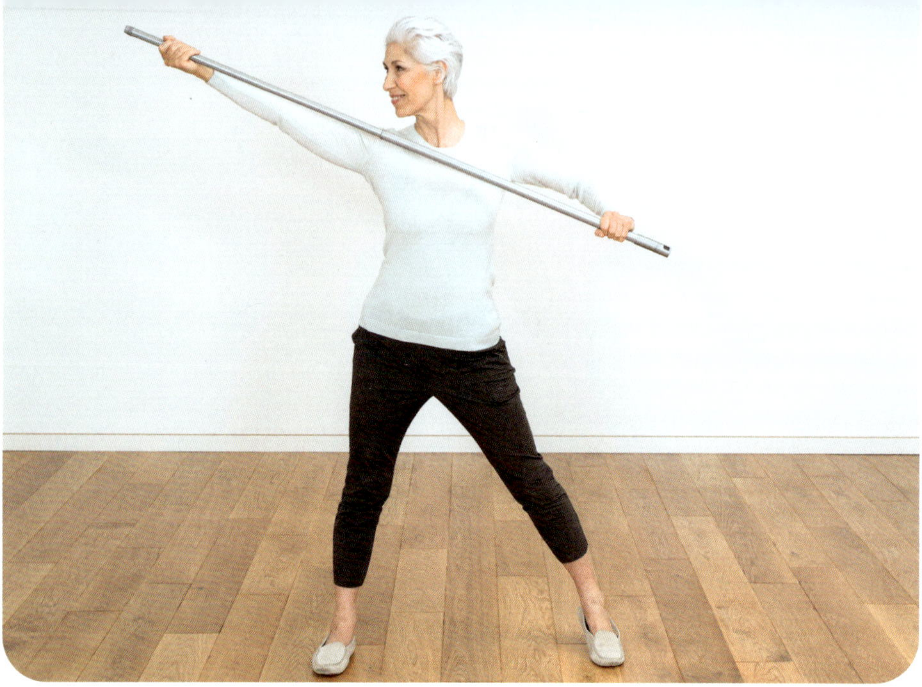

Stange schieben

Koordination, Körperwahrnehmung, Dehnung der Brust-, Rücken- und Armmuskulatur, Gleichgewicht

Für diese Übung brauchst du einen Stock oder Besenstiel oder einen Schwingstab.

Ausführung: Du stehst im aufrechten Stand. Greife deinen Stab mit beiden Händen so weit auseinander wie möglich. Nun drücke mit dem rechten Arm nach links hinüber, so dass gleichzeitig der linke Arm komplett gestreckt wird. Halte diese Position einen Moment lang.

Übe zu beiden Seiten.

Variante: Du kannst die Übung auch im Sitzen machen, dabei drehst du dich nicht, der Blick geht aber mit.

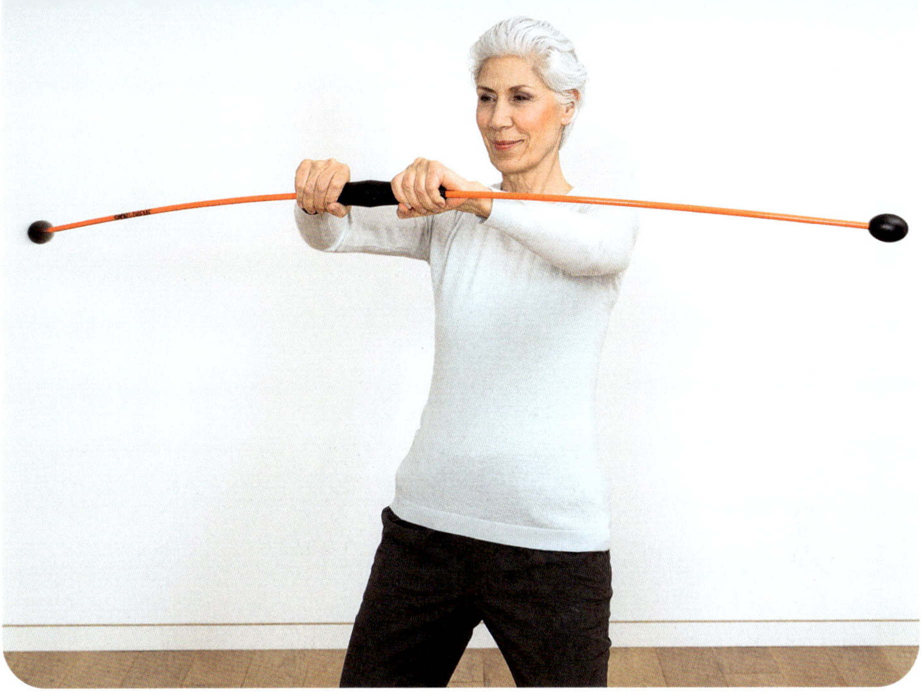

Stange schwingen

Koordination, Körperwahrnehmung, Kräftigung der Brust-, Rücken- und Armmuskulatur

Auch für diese Übung brauchst du einen Schwingstab. Dieses Trainingsgerät ist eine gute Anschaffung, da es sehr effektiv und vielseitig einsetzbar ist. Viele meiner Patienten sagen mir, dass die Schwingbewegung des Stabes eine positive Auswirkung auf den Tremor hat.

Ausführung: Nimm den Stab mit beiden Händen fest am Griff. Stelle dich aufrecht hin mit hüftbreiten Beinen und leicht gebeugten Knien und halte den Stab vor dem Körper. Nun versetze den Stab mit kleinen Bewegungen in Schwingung. Es braucht einen Moment, bis man den Trick raushat. Übe auf beiden Seiten.

Varianten: Halte den Stab mit einer Hand, strecke den Arm seitlich weg und versetze den Stab in Schwingung.

Mache einen Schritt nach vorne, auf derselben Seite halte den Stab und strecke den Arm nach vorne aus. Lasse den Stab schwingen.

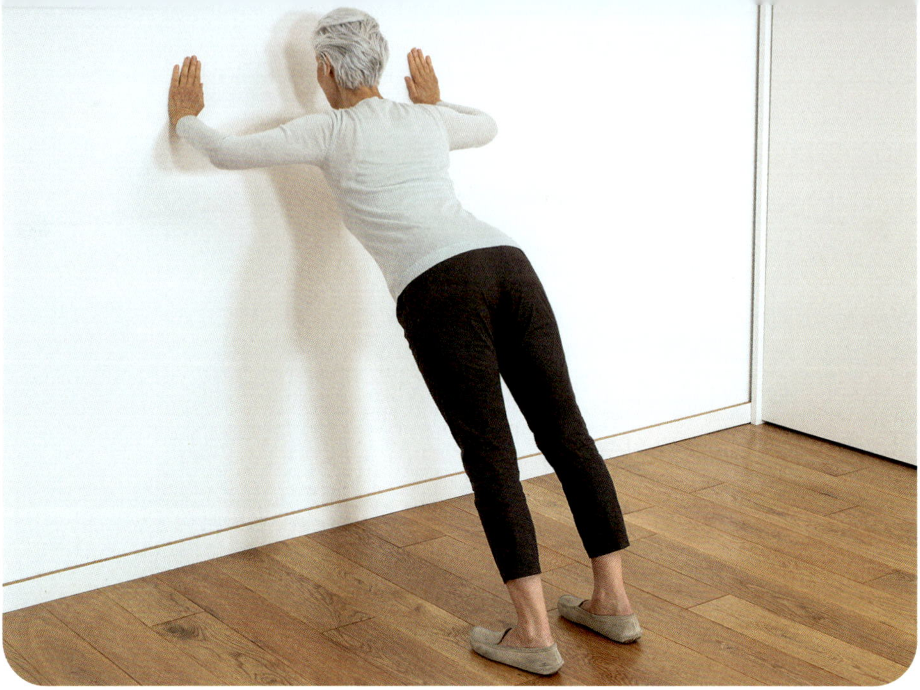

Liegestütz im Stand

Körperwahrnehmung, Kräftigung der Brust-, Rücken- und Armmuskulatur

Ausführung: Du beginnst im aufrechten Stand, eine Schrittlänge von einer Wand entfernt. Stütze dich mit den Händen an der Wand ab. Achte darauf, dass deine Arme gestreckt sind. Mache einen großen Schritt nach hinten und stelle deine Füße hüftbreit auseinander auf. Drücke die Knie durch und halte Spannung im Rumpf.

Nun beginne mit Liegestützen. Dafür werden die Ellbogen nach außen abgewinkelt, der Körper bewegt sich zur Wand hin. Im nächsten Schritt streckst du die Arme wieder. Halte die ganze Zeit Spannung im Rumpf und lass die Wirbelsäule nicht durchhängen. Mache diese Bewegung in einem für dich sicheren Bewegungsausmaß.

Du kannst die Liegestütze auch an einem Treppengeländer, an der Bettkante oder am Esstisch machen.

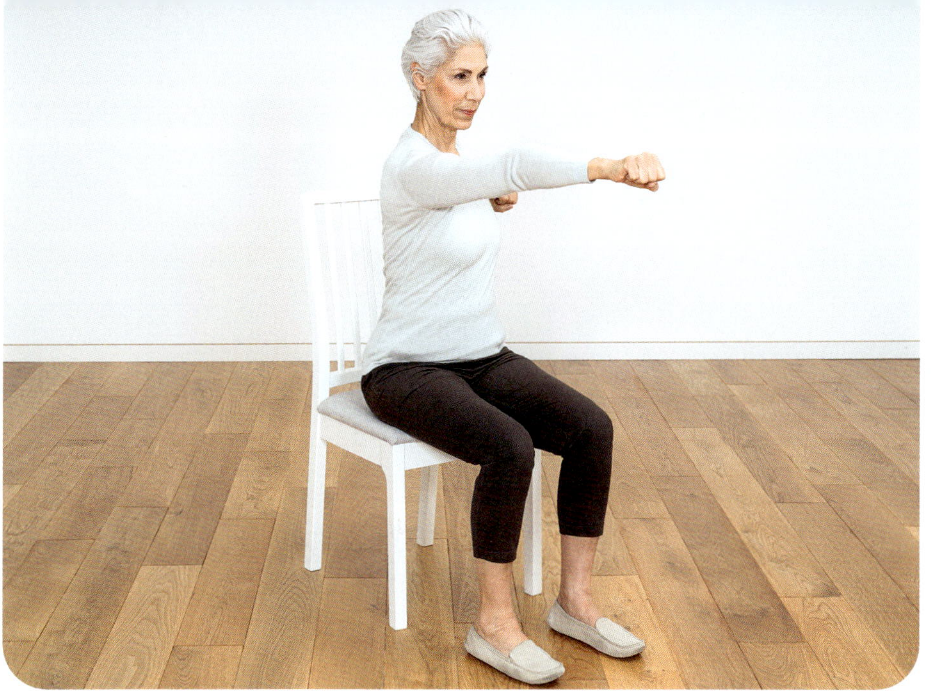

Luftboxen

Koordination, Körperwahrnehmung, Kräftigung der Brust-, Rücken- und Armmuskulatur, Ausdauer, Schnelligkeit, Feinmotorik

Ausführung: Diese Übung kannst du im Stehen oder im Sitzen machen. Boxe mit fest geschlossenen Fäusten in die Luft. Zuerst boxt du mit dem einen Arm kraftvoll nach vorne; nimm dabei die Schulter mit, der ganze Oberkörper folgt der Bewegung. Dann kommt der andere Arm. Die Stoßbewegungen werden von einem kräftigen Ausatmen begleitet, beim Zurücknehmen des Arms atmest du tief ein.

Wiederhole die Übung mindestens fünfmal. Dann boxt du mit beiden Armen gleichzeitig nach vorne und streckst die Finger einen nach dem anderen aus. Erst den Damen, dann Zeigefinger, Mittelfinger, Ringfinger und schließlich den kleinen Finger. Diese Übungsfolge kannst du noch nach rechts, nach links und nach oben machen.

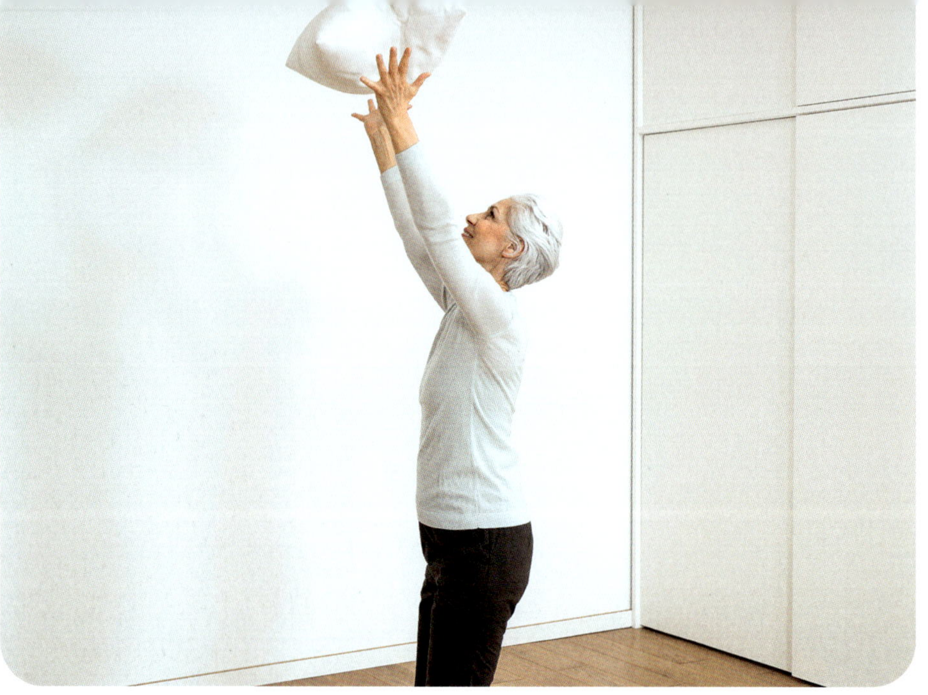

Kissenwerfen

Koordination, Körperwahrnehmung, Dehnung und Kräftigung der Brust-, Rücken- und Armmuskulatur, Hand-Auge-Koordination, Reaktionsvermögen, Gleichgewicht

Ausführung: Stelle dich hin, die Füße hüftbreit auseinander. Nimm ein Kissen, einen Ball oder irgendeinen anderen Gegenstand, der dir zur Verfügung steht, und wirf ihn in die Luft. Folge dabei immer dem Wurfgegenstand mit den Augen und fange ihn, ehe er zu Boden fällt. Je größer der Gegenstand, umso wirkungsvoller ist die Übung.

Varianten: Nimm einen Gymnastikball oder einen anderen großen Ball. Je größer, desto besser.

Stelle deine Füße hüftbreit auseinander. Gehe in die Knie und strecke die Beine beim Werfen.

Laufe während des Werfens umher oder steige eine Treppe hoch. Die Treppe hinuntergehen solltest du aufgrund der Sturzgefahr beim Werfen nicht.

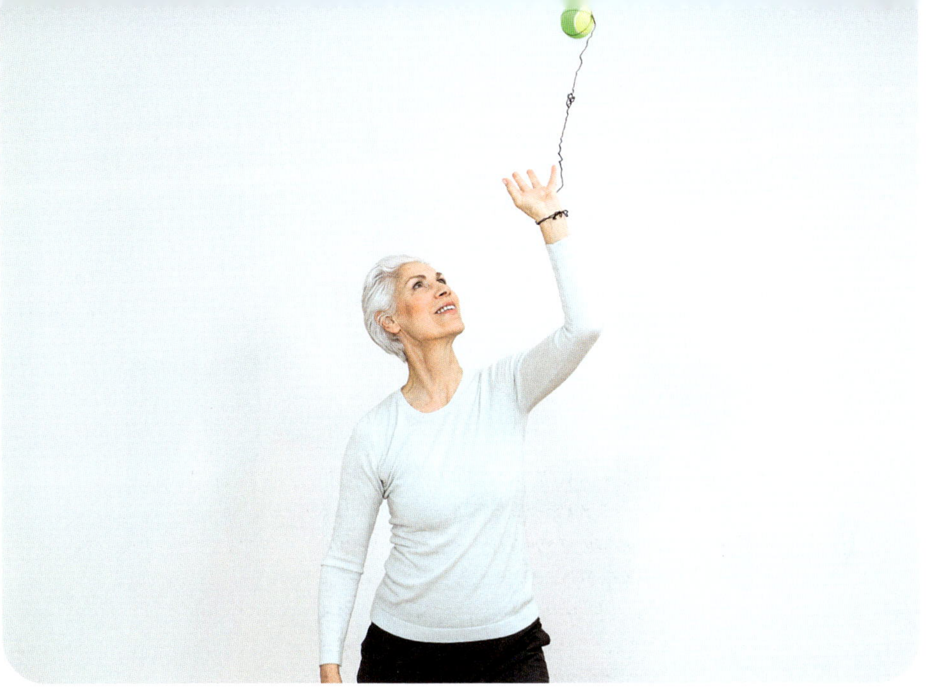

Ball mit Schnur werfen

Koordination, Konzentration, Körperwahrnehmung, Gleichgewicht, Handkraft, gute Reflexe

Besorge dir für diese Übung in einem Spielwarengeschäft einen Gummiball/ Flummi mit einem Band und einer Handschlaufe.

Ausführung: Lege die Schlaufe um dein Handgelenk und nimm den Ball in deine Hand. Jetzt geht es los. Wirf den Ball nach vorne und fange ihn wieder auf, wenn er am Band zu dir zurückkehrt. Du kannst den Ball auch nach oben oder gegen eine Wand werfen. Das macht großen Spaß und trainiert ganz nebenbei ausgezeichnet deine Reflexe.

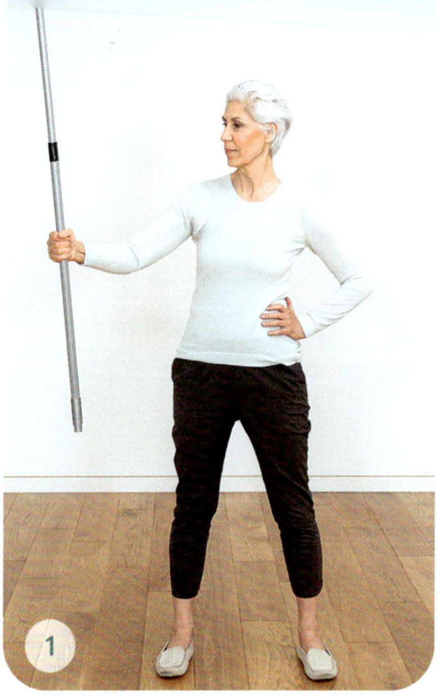

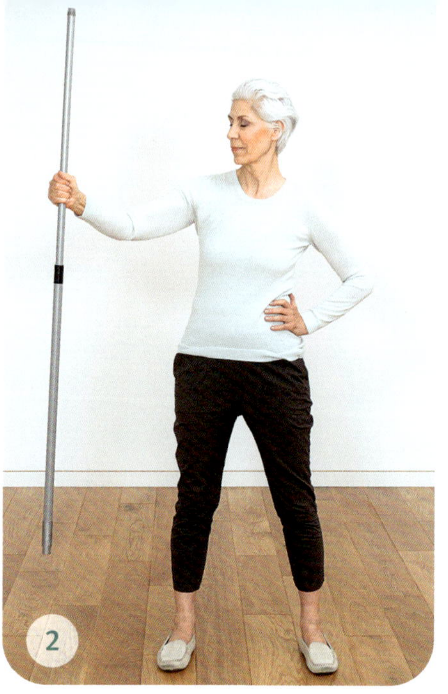

Fang den Besenstiel

Koordination, Konzentration, Körperwahrnehmung, Gleichgewicht, Handkraft, gute Reflexe

Und noch einmal kommt der Besenstiel zum Einsatz. Für diese Übung solltest du den Stiel in der Mitte mit einem Klebeband markieren. Nun wiederhole dies im Abstand von 20 cm.

Ausführung: Halte den Stock mit einer Hand senkrecht vor dem Körper an der mittleren Markierung. Wirf den Stock nach oben und fange ihn mit derselben Hand unterhalb der mittleren Markierung wieder auf ❶. Wiederhole den Wurf und fange nun den Stock oberhalb der Mitte auf ❷. Vergrößere die Abstände von der Mittelmarkierung mit jedem Wurf.

Mache die Übung auch mit der anderen Hand. Wenn du geübter bist, kannst du die Hände auch abwechseln.

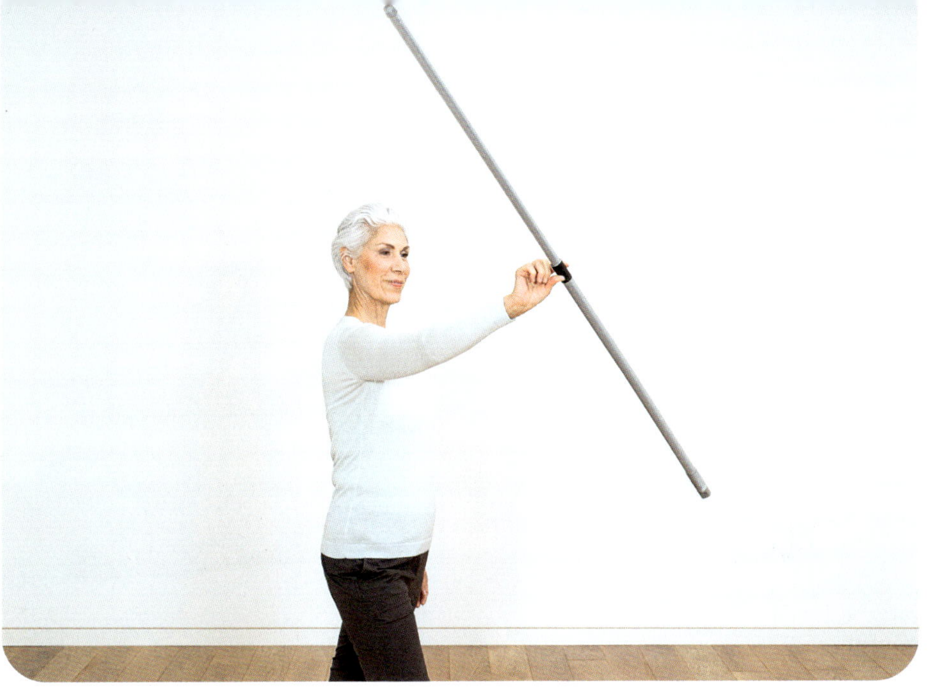

Stocktwist

Koordination, Fingerbeweglichkeit, Handkraft, gute Reflexe

Ausführung: Ergreife mit einer Hand einen Besenstiel in der Mitte und halte ihn zwischen Daumen und Zeigefinger. Nun beginne den Stab wie ein Rotorblatt zwischen den einzelnen Fingern zu drehen. Drehe ihn in beide Richtungen, nach außen und nach innen.

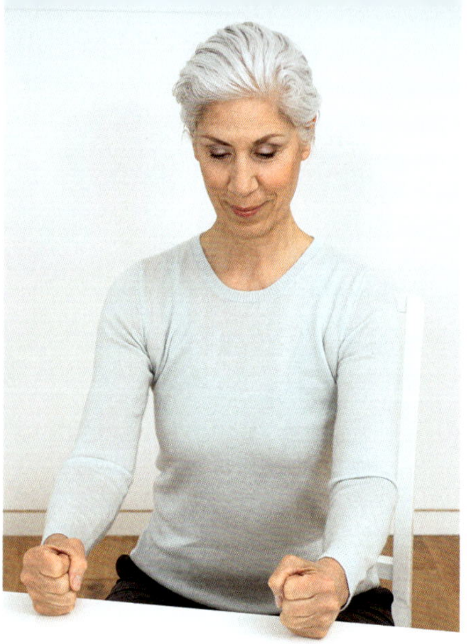

1

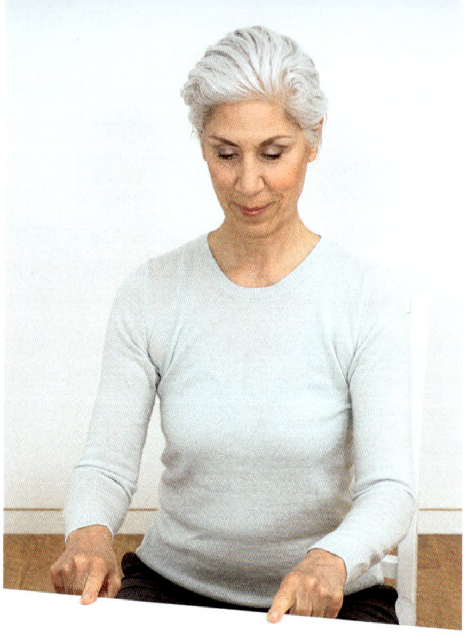

2

Hau auf den Tisch

Koordination, Konzentration, Körperwahrnehmung, gute Reflexe, Psychomotorik, Feinmotorik

Ausführung: Setze dich mit ein wenig Abstand vor den Tisch. Mache mit beiden Händen eine Faust. Nun donnere beide Fäuste mit viel Schwung auf den Tisch ❶. Super!

Nun ziehe die Arme nach hinten und strecke die Daumen raus. Tippe mit den Daumen an die Tischkante. Dann mache erneut eine Faust. Wieder schlagen die Fäuste auf den Tisch. Drehe die Hand und tippe dieses Mal mit den ausgestreckten Zeigefingern auf die Tischkante ❷. Diese Bewegung wiederholst du mit den Mittelfingern, den Ringfingern und den kleinen Fingern. Und dann das Ganze wieder rückwärts, bis du wieder beim Daumen angekommen bist.

Variante: Beginne mit der einen Hand mit dem Daumen und mit der anderen mit dem kleinen Finger. Diese erschwerte Variante trainiert die Psychomotorik. Dabei werden Zusammenarbeit und Verknüpfung der beiden Hirnhälften verbessert.

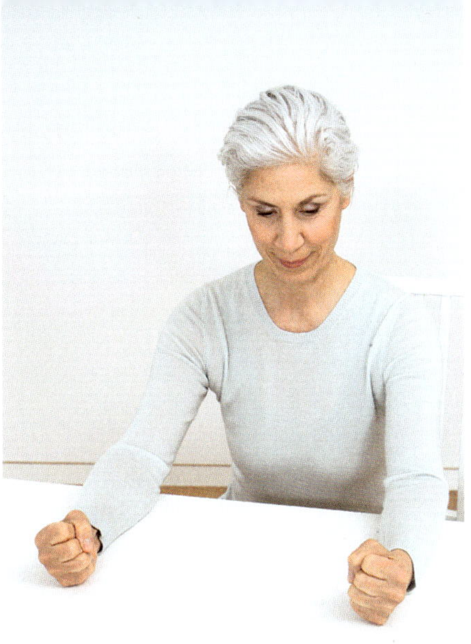

1

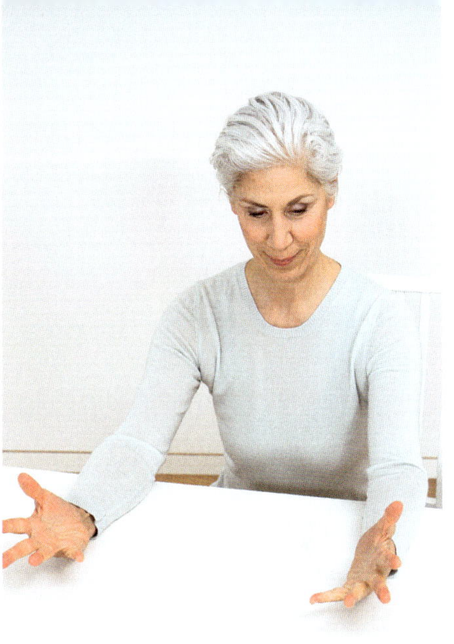

2

Faust, öffne dich

Koordination, Konzentration, Körperwahrnehmung, Feinmotorik

Ausführung: Du sitzt an deinem Tisch und legst deine Arme entspannt auf der Tischplatte ab, die Hände sind zur Faust geballt ❶. Nun öffne deine Fäuste ganz langsam. Zunächst ziehe den Daumen nach oben, dann folgt der Zeigefinger und so weiter ❷. Achte darauf, dass jeder Finger sich so weit wie möglich streckt, bevor der nächste folgt.

Variante: Öffne die Fäuste gegenläufig: Die eine Hand beginnt mit dem Daumen, die andere mit dem kleinen Finger. Auch diese Übung trainiert die Zusammenarbeit der beiden Hirnhälften.

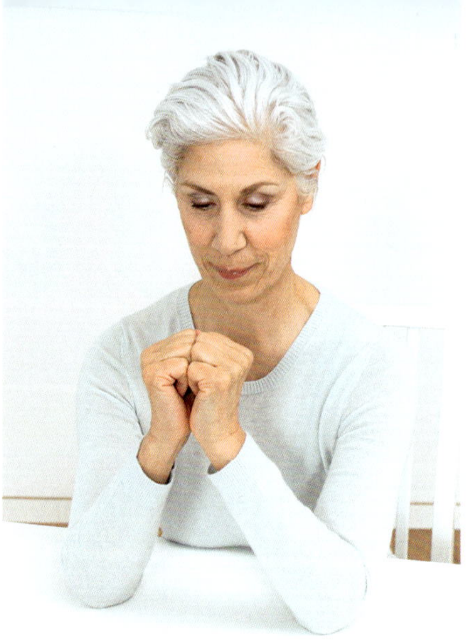

1

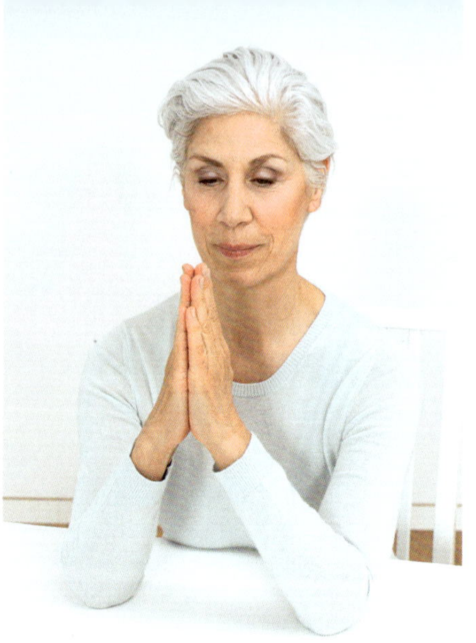

2

Faustspiel

Koordination, Konzentration, Körperwahrnehmung, Feinmotorik

Ausführung: Du sitzt mit erhobenen Fäusten am Tisch, die Ellbogen auf der Tischplatte. Drehe die Hände zueinander, so dass die Fäuste sich berühren ❶. Öffne sie langsam, bis die Handflächen aneinanderliegen. Drücke die Handflächen aneinander ❷.

Lass nun die Finger wie zum Gebet ineinandergleiten. Strecke die Arme nach vorne und drehe dabei die Handflächen nach vorn. Drücke die Arme durch. Führe sie dann über deinen Kopf. Jetzt trenne die Hände voneinander und führe in einem großen Kreis an den Körperseiten die Arme nach unten.

Variante: Statt Fäuste zu machen, kannst du die Handflächen aneinanderlegen und die Fingerspitzen nacheinander antippen. Du kannst in die Hände klatschen und die Handflächen aneinander reiben. Oder presse die Handwurzeln aneinander, öffne die Hände wie eine Blüte und lass nacheinander die Finger umeinanderkreisen.

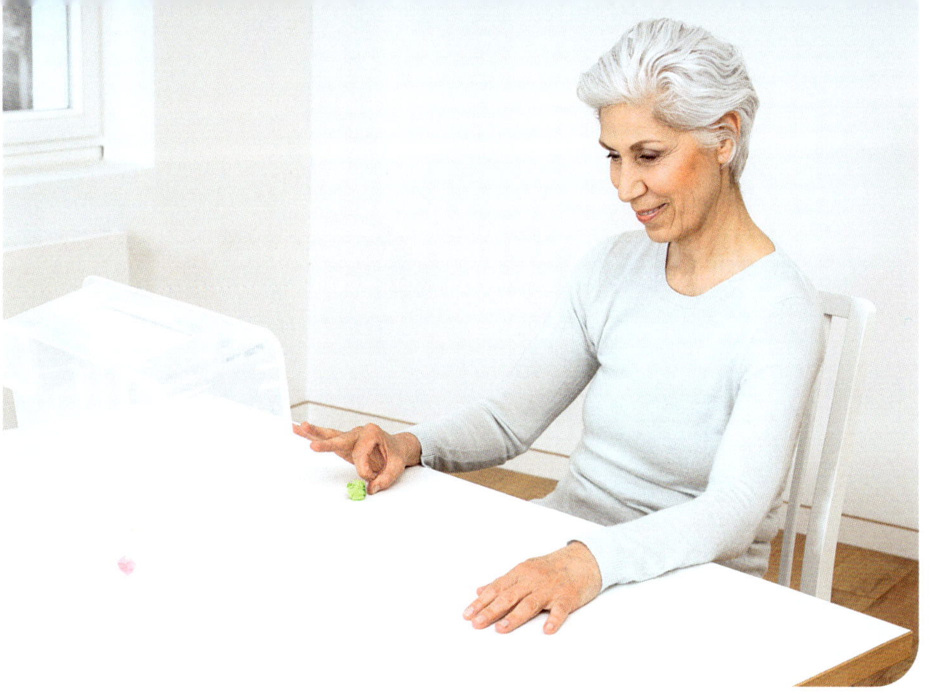

Kügelchen schnipsen

Koordination, Konzentration, Körperwahrnehmung, Feinmotorik, Fingerkraft

Papierkügelchen schnipsen hat wohl jeder von uns in der Schule gespielt. Aber das ist nicht nur Blödsinn für Schulkinder, sondern auch ein feines Motoriktraining.

Ausführung: Schon die Papierkügelchen herzustellen ist ein Feinmotorik-Training. Bastele dir ein kleines »Munitionsarsenal«. Nun kannst du diese Kügelchen wegschnipsen. Damit sie nachher nicht überall in der Wohnung herumliegen, solltest du einen Auffangbehälter benutzen. Du kannst zum Beispiel einen auf die Seite gelegten Karton oder Eimer zum »Tor« umfunktionieren. Nimm verschiedene Finger und übe mit beiden Händen.

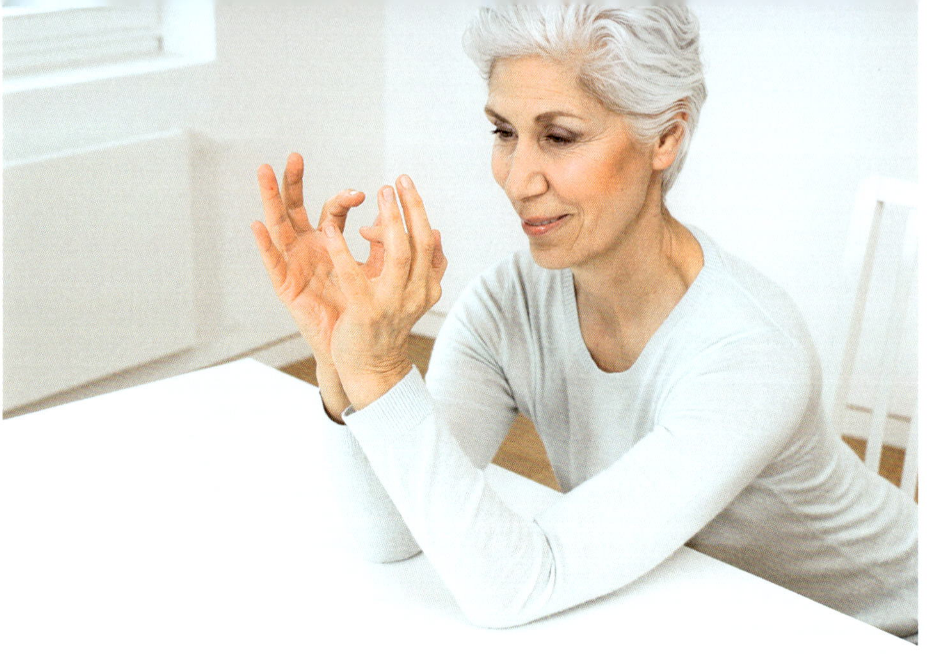

Fingerdrehen

Koordination, Konzentration, Körperwahrnehmung, Feinmotorik, Fingerkraft, Stärkung des Mittelhandbereichs

Ausführung: Am Tisch sitzend stelle deine Ellenbogen auf die Tischplatte mit nach oben gerichteten Unterarmen. Presse deine Handgelenke aneinander und kippe die Handflächen nach außen, so dass deine Hände einen Trichter bilden. Nun kannst du die Zeigefinger der rechten und linken Hand umeinanderdrehen. Einmal in die eine Richtung und dann in die andere. Mache die Übung mit allen Fingerpaaren.

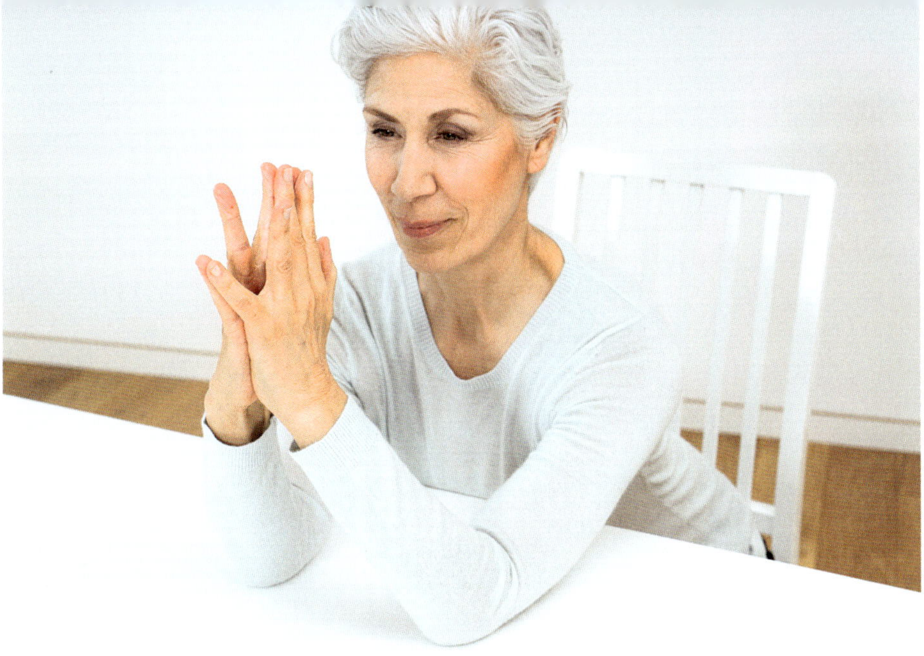

Fingerkuppen aneinandertippen

Koordination, Konzentration, Körperwahrnehmung, Feinmotorik, Fingerkraft

Ausführung: Am Tisch sitzend stelle deine Ellenbogen auf eine Tischplatte mit nach oben gerichteten Unterarmen. Presse deine Handflächen aneinander. Tippe deine Zeigefinge aneinander, danach die Mittelfinger, Ringfinger und die kleinen Finger. Diese kleine Übung hilft auch gut gegen zitternde, unruhige Hände.

Variante: Mache die Übung zu Musik.

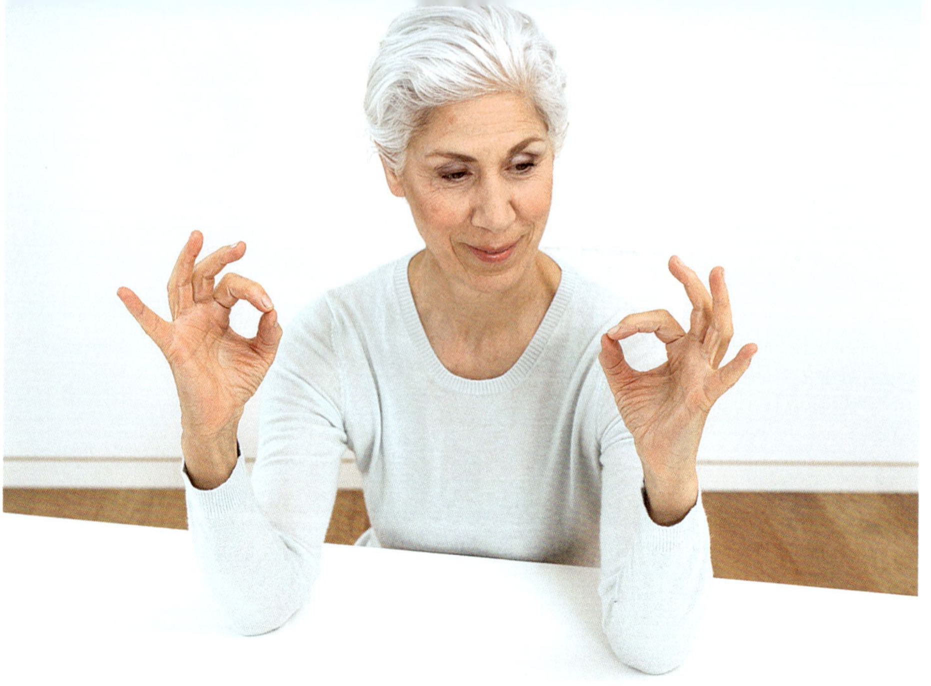

Finger-O

Koordination, Konzentration, Körperwahrnehmung, Feinmotorik, Fingerkraft, Psychomotorik

Ausführung: Setze dich aufrecht an den Tisch und stelle deine Ellenbogen auf die Tischplatte. Mit nach oben gerichteten Unterarmen bilde mit den Daumen und Zeigefingern ein O. Führe diese Bewegung nacheinander mit jedem Finger der Hand durch. Achte darauf, mit beiden Händen synchron zu üben.

Variante: Gehe gegenläufig vor: An der einen Hand beginnst du mit dem Zeigefinger, an der anderen mit dem kleinen Finger.

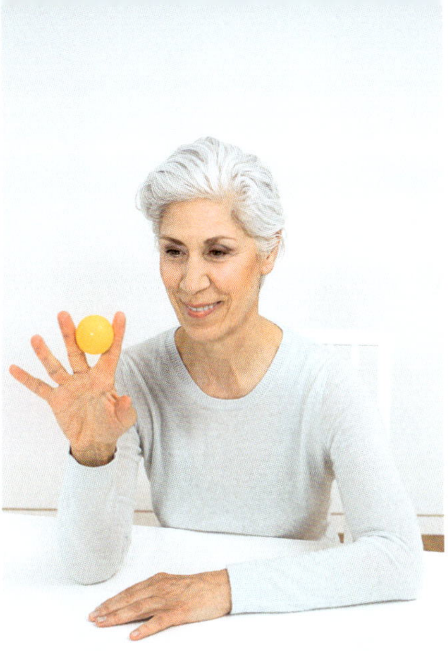

1

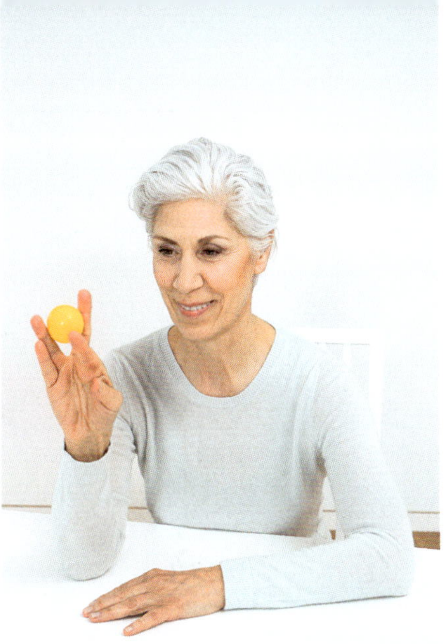

2

Wanderball

Koordination, Konzentration, Körperwahrnehmung, Feinmotorik, Fingerkraft, Psychomotorik

Auch diese Übung kann dir helfen, die Unruhe in den Händen in den Griff zu bekommen. Du benötigst einen kleinen Ball in der Größe eines Tischtennisballs.

Ausführung: Setze dich in aufrechter Haltung hin. Klemme den Ball zwischen Zeige- und Mittelfinger ❶. Jetzt schiebe den Ball mit dem Zeigefinger um den Mittelfinger herum in Richtung des Ringfingers ❷. Zum Ende der Bewegung klemmt der Ball zwischen Mittel- und Ringfinger. Nun bewege den Ball wieder zurück zwischen Mittel- und Zeigefinger.

Mache diese Übung mit der rechten und der linken Hand.

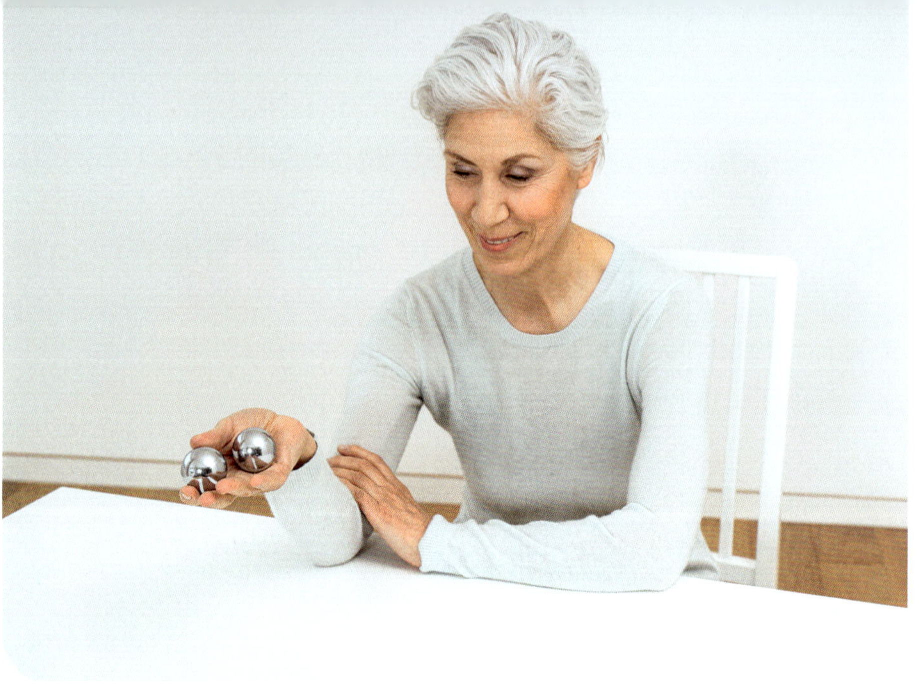

Wenn Kugeln rollen

Koordination, Konzentration, Körperwahrnehmung, Feinmotorik, Fingerkraft, Psychomotorik

Kennst du asiatische Klangkugeln? Sie sind gewöhnlich aus Stahl. Du kannst auch andere kleine Bälle mit einem Durchmesser von 14–40 mm nehmen.

Ausführung: Bewege die Bälle in deinem Handteller mithilfe deiner Finger umeinander. Schaffst du es, sie zu bewegen, ohne dass sie aneinanderstoßen?

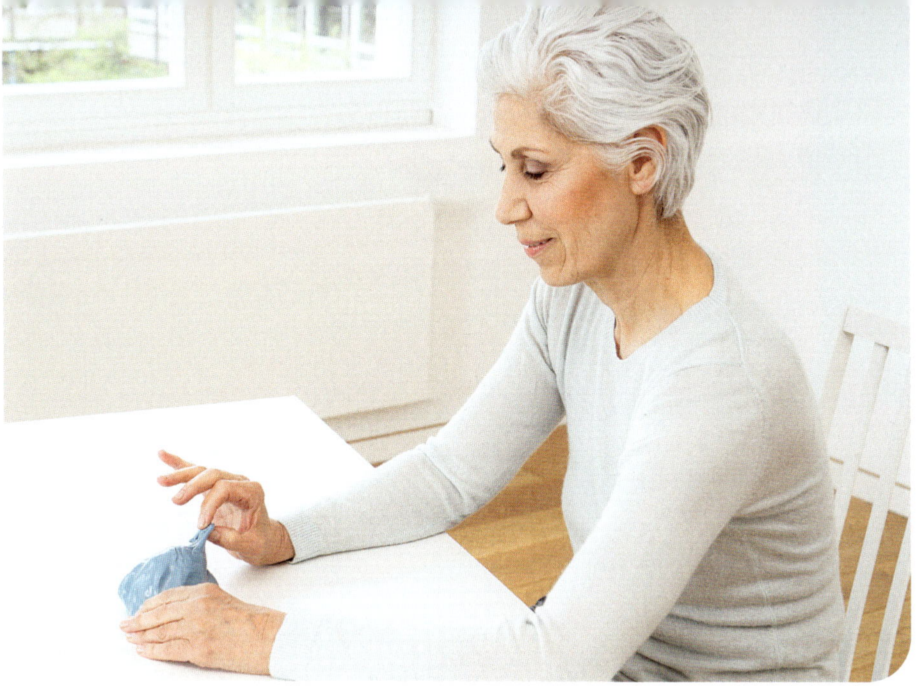

Kneifen

Koordination, Konzentration, Körperwahrnehmung, Feinmotorik, Fingerkraft, Psychomotorik

Am besten verwendest du für diese Übung Therapieknete, die du selbst herstellen kannst. Du brauchst:

- 400 g Mehl
- 250 g Salz
- 3 EL Öl
- ½ Liter heißes Wasser (ca. 50 Grad)
- 1 Päckchen Weinstein- oder Zitronensäure
- optional: Lebensmittelfarbe

Vermische Mehl, Salz und Weinstein miteinander. Vermenge dann Öl, heißes Wasser und ggf. Lebensmittelfarbe miteinander und verknete das Ergebnis mit dem Mehlgemisch.

Ausführung: Jetzt geht's los: Setze dich in aufrechter Haltung an einen Tisch. Lege deinen Unterarm auf einer Tischplatte ab. Kneife mit Daumen und Zeigefinger ein Stück der Knete und ziehe das Material nach oben. Dabei bleibt dein Arm fest auf dem Tisch liegen. Führe diese Übung mit allen Fingern beider Hände durch.

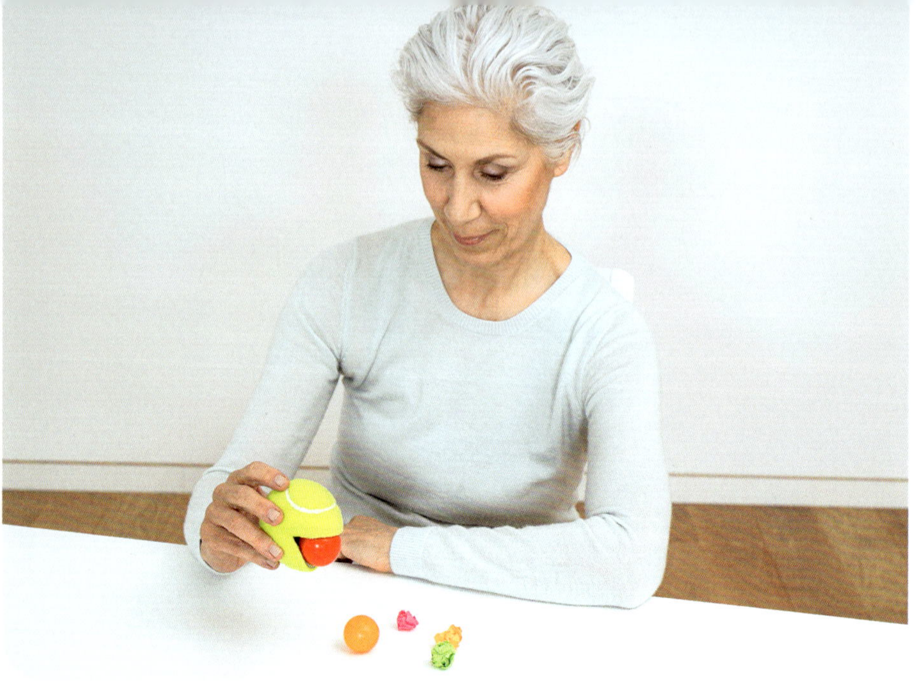

Schnapp mit dem Tennisball

Koordination, Konzentration, Körperwahrnehmung, Feinmotorik, Fingerkraft

Nimm einen alten Tennisball und schneide einen Schlitz hinein; dieser sollte bis zur Mitte des Balls gehen.

Ausführung: Drücke den Tennisball mit einer Hand fest zusammen. Dadurch öffnet sich der Einschnitt wie ein kleines Maul. Dieses Maul wird nun ganz gefräßig alle möglichen Gegenstände aufnehmen, zum Beispiel Korken, Papierkugeln oder Ähnliches. Dann hole das Sammelgut wieder heraus für die nächste Runde. Übe mit beiden Händen.

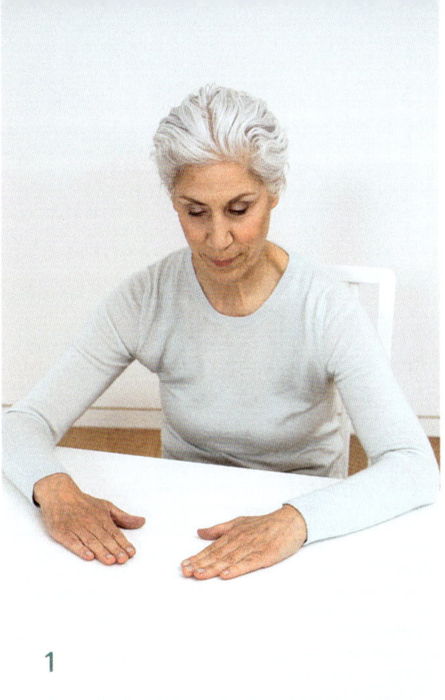

1

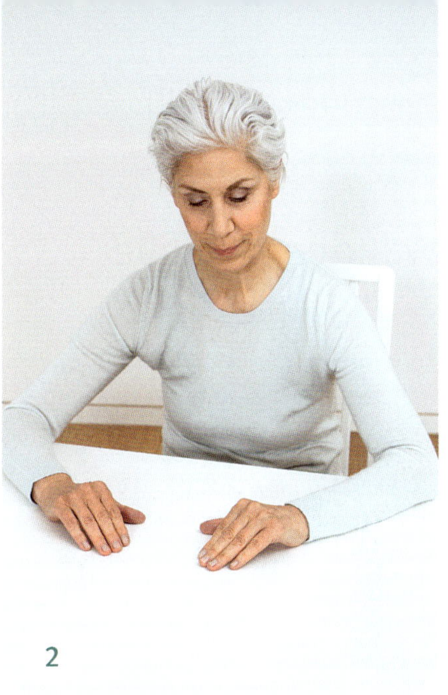

2

Handraupe

Koordination, Konzentration, Körperwahrnehmung, Feinmotorik, Fingerkraft

Ausführung: Setze dich so an den Tisch, dass deine Unterarme auf der Tischplatte aufliegen können. Lege deine Hände flach auf die Tischplatte, die Handrücken nach oben ❶. Ziehe deine Handrücken nach oben, so dass deine Hände ein kleines Dach bilden ❷. Achte darauf, dass die Finger durchgedrückt sind. Indem du nun deine Handflächen wieder abflachen lässt, bewegst du deine Hände ein kleines Stück nach vorne. Wiederhole diese Bewegung mehrmals; deine Hände bewegen sich so wie eine Raupe langsam nach vorne.

Wandernde Rolle

Koordination, Konzentration, Körperwahrnehmung, Feinmotorik, Fingerkraft

Für diese Übung brauchst du eine Rolle, zum Beispiel eine Klopapier- oder Küchenrolle aus Pappe. Es geht auch eine Igelrolle. Hinweis: Diese Übung ist die einzige, bei der Parkinson-Patienten einen Igelball oder eine Igelrolle einsetzen sollten. Ansonsten ist dieses Therapiemittel vollkommen ungeeignet. Die harte genoppte Oberfläche ist unangenehm und löst eine Erhöhung des Muskeltonus aus.

Ausführung: Lege die Rolle vor dich auf den Tisch. Lege deine Hand vor die Rolle. Setze den Zeigefinger im unteren Bereich der Rolle an und bewege das Endglied des Zeigefingers nach oben ❶. Damit wird eine Vorwärtsbewegung der Rolle ausgelöst. Mache die Bewegung mit allen anderen Fingern nach ❷. Auf diese Art und Weise bewegst du die Rolle immer weiter nach vorne. Bewege die Rolle, bis dein Unterarm ausgestreckt ist. Jetzt kannst du die Rolle wieder zum Körper hinbewegen. Dafür hebe deine Arme an und positioniere deine Fingerkuppen auf der Rolle. Stelle einen Finger auf und ziehe die Rolle in einer Rückwärtsbewegung zu dir hin. Lass die Finger sich abwechseln. Du kannst auch deine Arme sich abwechseln lassen.

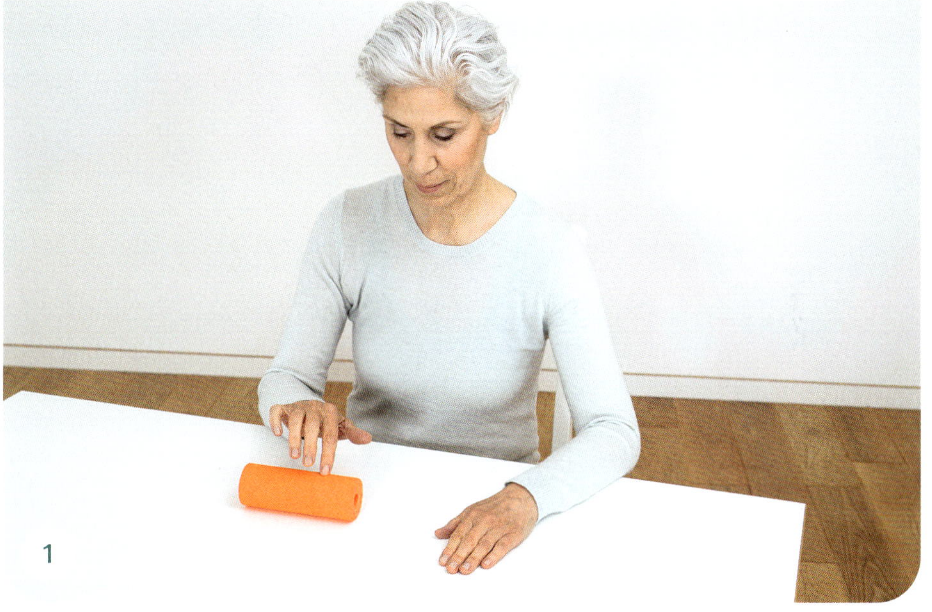

1

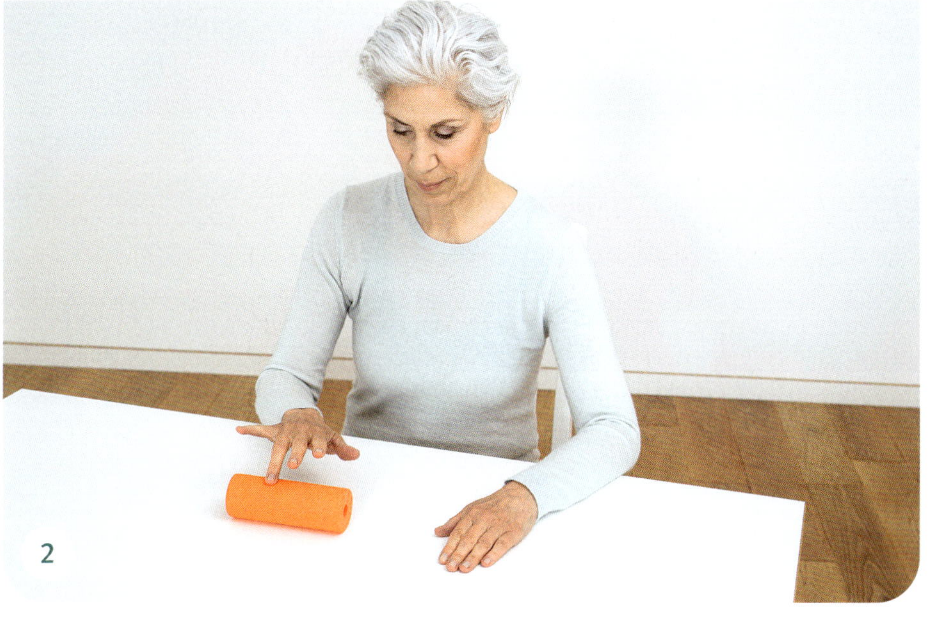

2

Das Leben mit Parkinson erleichtern

Es gibt verschiedene Möglichkeiten, Parkinson und seine Auswirkungen einzudämmen – von der simplen Sturzprophylaxe bis zur Therapie.

Sturzprophylaxe

Sturzprophylaxe ist für Parkinson-Patienten ein wichtiges Thema. Mit verschiedenen Maßnahmen kann die eigene Umgebung sicher gestaltet werden.

Die Maßnahmen für eine sichere Umgebung beinhalten schmerzhafte Eingriffe ins gewohnte Umfeld; doch sie sind notwendig, um Unfälle zu vermeiden.

Teppiche entfernen: Den geliebten Teppich aus der Wohnung zu nehmen ist nicht einfach, doch Sicherheit geht vor.

Helle Ausleuchtung der Räume: Erzielen kann man bessere Lichtverhältnisse durch hellere Leuchtmittel in den vorhandenen Lampen; du kannst auch neue Energiesparleuchten montieren oder aufstellen.

Handläufe anbringen: Handläufe solltest du nicht nur im Treppenhaus, sondern auch in den Fluren anbringen (lassen). Es gibt auch Handläufe mit Lichtquellen an den Unterseiten für eine bessere Ausleuchtung des Bodens. Wem das zu teuer ist, der kann denselben Effekt mit LED-Bändern erzielen.

Sitzmöglichkeit im Bad: Es gibt ein breites Angebot von Sitzmöglichkeiten für Badewanne und Dusche in Sanitätshäusern und mittlerweile auch in Baumärkten. Lasse dich am besten von fachkundigem Personal beraten.

Rutschfeste Unterlagen: Diese sind zu empfehlen vor der Dusche oder der Badewanne. Du kannst schon beim Kauf darauf achten, dass die Matte eine gute Gummierung hat. Es gibt auch Antirutschunterlagen für Teppiche.

Haltegriffe: Diese helfen beim Hinsetzen und Aufstehen bzw. bei längerem Stehen. Lass überall, wo es nötig sein könnte, Griffe, Stangen oder Gestelle zum sicheren Festhalten anbringen. Im Fachhandel gibt es Angebote für alle Bedürfnisse.

Genug Bewegungsfreiheit: Zu vollgestellte Räume sind für Parkinson-Patienten ungünstig, besonders die Raummitte sollte nicht durch Möbel verstellt sein. Gestalte deine Inneneinrichtung so, dass du dich sicher bewegen kannst.

Rutschfeste Fußbodenbeläge: Gestalte deine Umgebung mit rutschfesten Belägen so, dass du sicher gehen kannst.

Angepasste Arbeitsflächen: Richte deine Umgebung nach deinen Bedürfnissen ein. Ist deine Arbeitsfläche zu hoch oder zu niedrig, sind Fehlhaltung und Verspannungen der Muskeln die Folge. Das wiederum führt zu Schmerzen und zu Bewegungsunsicherheiten.

Gebrauchsgegenstände in erreichbarer Höhe platzieren: Musst du dich strecken, kannst du das Gleichgewicht verlieren. Auch beim Bücken ist die Sturzgefahr sehr groß, es könnte dir dabei schwindelig werden oder du verlierst auch hier das Gleichgewicht. Achte darauf, dass Gebrauchsgegenstände so platziert sind, dass du sie gut erreichen kannst.

Kochutensilien sichern: Achte darauf, beim Kochen Pfannenstiele und Kochutensilien mit den Griffen zur Seite oder nach hinten zu drehen. Ansonsten könntest du bei einer achtlosen Bewegung oder bei einem Sturz versehentlich an den Griff stoßen und das Utensil vom Herd reißen. Dabei besteht natürlich Verletzungsgefahr.

Möbelsicherung: Du kannst Möbel durch Anschrauben sichern oder durch rutschfeste Unterlagen.

Sitzflächen ohne lose Sitzkissen: Lose Sitzkissen können dafür sorgen, dass du den Halt verlierst, gerade wenn du deine Bewegungen nicht zuverlässig abrufen kannst.

Freier Zugang zum Bett: Du solltest ohne Behinderungen ins Bett steigen bzw. aufstehen können. Stelle Möbel im Zweifelsfall um, damit du »freie Bahn« hast.

Lose Kabel sichern: Lose Kabel könne eine Stolperfalle sein. Mithilfe von Kabelbinder, Klebeband und Schienen lassen sie sich einfach sichern.

Feste Hausschuhe: Zuhause tragen wir oft lockeres Schuhwerk oder nur Socken. Gute Hausschuhe mit einer festen Sohle geben Sicherheit. Achte darauf, die Schuhe regelmäßig zu ersetzen, bevor sie abgelaufen sind.

Mache auch die Übungen fürs Gleichgewicht und einen sicheren Gang.

Mit Parkinson durch den Tag

Die Diagnose Parkinson bedeutet ständiges Üben – das hört sich erst einmal abschreckend an, aber du kannst das sehr gut nebenbei erledigen.

Eine halbe Stunde am Tag solltest du dich deinem Fitnessprogramm für Kopf und Körper widmen. Du musst nicht täglich alle Übungen und Tricks aus diesem Buch machen. Vielmehr geht es darum, herauszufinden, was deinen Bedürfnissen entspricht. Diese Auswahl nimmst du in dein tägliches Programm auf oder bindest sie idealerweise einfach in deinen Alltag ein.

Bringe unbedingt immer wieder etwas Abwechslung in deinen Trainingsalltag und achte darauf, nicht zu einseitig unterwegs zu sein. Mache gerade auch die Übungen, die dir schwerfallen, um dich herauszufordern. Durch meine Patienten weiß ich, dass neue Impulse gut für die Körperwahrnehmung sind. Lass mich dir aufzeigen, wie du die Übungen in deine täglichen Abläufe einbauen kannst, ohne zähe, lange Trainingseinheiten, an denen man schnell die Lust verliert.

Aufstehen

Um in Gang zu kommen, kannst du im Bett mit den ersten Bewegungsübungen beginnen:

- Twist (Seite 76)
- Liegefahrrad (Seite 80)

Nun hast du den richtigen Schwung für den Tag. Zum Aufstehen nutzt du die Tricks, mit denen das Aufstehen immer gelingt:

- Der Trick mit dem Beinzug (Seite 44)
- Der Trick zum Aufstehen aus dem Sitzen (Seite 45)

Einmal aus den Federn, kannst du noch ein paar Übungen anhängen, z.B.

- Froschhüpfen (Seite 77)
- Stütz und hüpf (Seite 79)
- Rauf und runter (Seite 81)
- Aufstehen einbeinig (Seite 82)

Das bewegte Zähneputzen

Während des Zähneputzens stelle deine Füße hüftbreit auseinander.

Gehe in die Ballerina auf der Spitze (Seite 90). Setze die Ferse wieder auf dem Boden ab und wiederhole diese Übung während des gesamten Zähneputzens. Alternativ kannst du auch den Einbeinstand üben. Du siehst: Schon die ersten Minuten des Tages kannst du zum Training nutzen.

Auf dem Weg durch den Tag

Wenn du darauf achtest, wirst du auch im weiteren Tagesverlauf viele Möglichkeiten finden, Übungen ganz nebenbei einzuflechten. Die Ballerina (Seite 90) kannst du zum Beispiel auch beim Telefonieren üben. Die Hände ausschütteln kannst du an der Bushaltestelle. Den Trick mit den weggestellten Gegenständen kannst du im Büro, in der Küche und überall sonst einsetzen, um große Bewegungen zu fördern. Sei aufmerksam für Situationen, in denen sich das Üben anbietet. Sei kreativ!

Einen schönen Abend

Du solltest jetzt zur Ruhe kommen. Natürlich kannst du auch am Abend noch die ein oder andere Übung einplanen. Achte aber darauf, es abends ruhiger zu gestalten und dich nicht aufzuputschen. Auf die Anspannung deiner Muskeln sollte immer eine Phase der Entspannung folgen. Das kann so aussehen:

Kissen auf und ab (Seite 83): Diese Übung nimmt den ganzen Körper mit und fördert große Bewegungen. Immer wenn du wieder in die Ausgangsstellung zurückkommst und deine Arme mit dem Kissen hinter dem Kopf ausgestreckt sind und die Beine locker auf dem Boden liegen, kannst du dich entspannen. Atme ruhig ein und aus, zähle bis zehn. Dann geht es weiter.

Lass den Tag ganz entspannt ausklingen und nutze ein paar Tricks, zum Beispiel:

Der Trick mit dem Schuheausziehen (Seite 42). Er hilft dir, wieder Bodenkontakt zu bekommen. Das beruhigt.

Der Trick mit dem Gedankenspiel (Seite 39) hilft dir, belastende Gedanken loszuwerden.

Siehe da, ohne großartig zusätzliche Zeit aufzuwenden, kannst du locker eine Stunde Trainingszeit in deinen Tag integrieren.

Sport bei Parkinson

Sport ist gesund – das gilt auch und besonders für Parkinson-patienten. In diesem Kapitel stelle ich einige geeignete Sportarten vor.

Die gesunden Effekte von Sport sind hinlänglich bekannt. Besonders für Parkinson-Patienten ist es wichtig, sportlich aktiv zu sein: Sport fördert Koordination und Konzentration, Kraft, Gleichgewicht und Feinmotorik und kann so vielen Parkinson-Symptomen entgegenwirken. Wer regelmäßig Sport treibt, spart sich viele Trainingseinheiten zuhause. Sport, besonders Gruppensport, bedeutet aber auch Gemeinschaft und Teilhabe. Hab ruhig den Mut, dich einer Sportgruppe anzuschließen oder selbst eine zu gründen – im Freundeskreis, in der Selbsthilfegruppe oder am Arbeitsplatz. So kann sich eine ganz tolle Gemeinschaft zusammenfinden, ob zum Boulespielen, Laufen, Nordic-Walking oder Fahrradfahren.

Ein weiterer Aspekt beim Sport ist, dass du die dabei trainierten Bewegungen leicht im Alltag nutzen kannst, da dein Gehirn sie abspeichert. Bewegungen, die du im täglichen Leben nicht mehr so einfach abrufen konntest, gehen auf einmal doch, wenn du sie beim Sport regelmäßig machst. Wenn das Ganze dann noch mit Musik in Verbindung gebracht wird, ist es perfekt. Höre beim Laufen, beim Fitnesstraining oder der Gymnastik Musik und versuche, die Bewegungen im Takt der Musik zu machen. Genauso kannst du auch Bewegungen in Verbindung mit Reimen oder Sprüchen machen. Du kannst dir diese Technik selbst beibringen. Dies ist die Grundlage für den Trick mit den Selbstgesprächen. Du kannst ihn beim Sport anwenden und dann im Alltag nutzen.

Abgesehen davon macht Sport auch noch Spaß und macht glücklich: Bekanntlich werden beim Sport Endorphine ausgeschüttet, die die Stimmung heben.

Sport bei Parkinson sollte große Bewegungen beinhalten, die Koordination sowie die Schnelligkeit der Bewegungen sollten gefördert werden. »Kleinteilige« Sportarten sind weniger geeignet, ungeeignet sind alle Sportarten, die einen Motorantrieb benötigen, wie zum Beispiel Motorcrossfahren, Autorennen oder E-Biken. Die Bedienung einer Maschine erfordert sichere Bewegungen und Kraftausübung sowie Koordination, dies ist bei Parkinson-Patienten nicht gewährleistet. Mit eigener Kraft und im eigenen Tempo ein Gerät bedienen oder nutzen, ist hingegen oft eine positive Erfahrung.

Eine Ausnahme stellen hierbei Tennis und Tischtennis dar. Ich habe unter meinen Patienten auch engagierte Tennisspieler; bei ihnen beobachte immer wieder, dass sie während des Spiels auch im Ruhezustand Ausweich- und Zwischenschritte machen. Genau diese Bewegungsunruhe möchte ich bei Menschen mit Parkinson nicht fördern. Tischtennis fordert Schnelligkeit und Ausdauer, jedoch ist das Bewegungsausmaß meist sehr gering.

Auch Fußball empfehle ich nicht: Zwar wird beim Fußball der gesamte Körper trainiert. Jedoch ist der Kopfball sehr umstritten. Es gibt Studien, die belegen, welcher Schaden im Gehirn durch einen Kopfball ausgelöst wird. Außerdem schaut man beim Fußball zu viel nach unten.

Ich möchte hier einige besonders für Parkinson-Patienten geeignete Sportarten empfehlen. Vielleicht ist dein Lieblingssport ja darunter? Wenn nein, dann hake ihn nicht sofort ab. Probiere aus, ob er dir weiterhin guttut. Falls ja, wunderbar. Falls du feststellst, dass er eher nicht mehr so geeignet für dich ist, dann ärgere dich nicht, sondern nutze die Chance, etwas Neues zu versuchen.

Sportarten ohne Geräte:

- Tanzen
- Schwimmen
- Tai-Chi, Qigong und andere meditative Bewegungsformen
- Judo, Karate und andere Kampfsportarten
- Gymnastik
- Yoga
- Joggen
- Nordic Walking

Sportarten mit Geräten:

- Rudern/Paddeln
- Kanufahren
- Radfahren
- Bogenschießen
- Schlittschuhlaufen
- Fechten
- Rollschuhlaufen
- Fitnesstraining mit Geräten
- Golf

Therapien bei Parkinson

Es gibt eine Reihe von Therapien, die bei Parkinson helfen können. In diesem Kapitel stelle ich einige erprobte Ansätze vor, die du verfolgen kannst. Die Therapien greifen ineinander und sind gleichwertig wichtig für das Wohlergehen des Patienten.

Für eine effektive Stabilisierung der Krankheitssymptome kommen idealerweise mehrere Therapiebausteine zum Einsatz. Vorrang hat die medikamentöse Versorgung des Patienten. Nur wer gut medikamentös eingestellt ist, kann weitere Therapien umsetzen.

Die medikamentöse Therapie des Parkinson-Syndroms

Parkinson ist eine neurologische Erkrankung, die ohne die unterstützende Einnahme von Medikamenten schnell fortschreitet. Patienten sollten sich darum schnellstmöglich von einem niedergelassenen Facharzt für Neurologie bzw. in einer Fachklinik betreuen lassen.

Die Apothekerin Mira Sellheim erklärt hier, wie die Medikamente wirken:

»Die medikamentöse Therapie einer Erkrankung widmet sich grundsätzlich zunächst den Ursachen, die man für das Entstehen einer Krankheit ausfindig gemacht hat.«

Das Parkinson-Syndrom ist im Jahr 1817 von dem englischen Arzt James Parkinson beschrieben worden. Es handelt sich um eine langsam fortschreitende Erkrankung meist in höherem Lebensalter, bei der bestimmte Hirnzellen absterben. Dies liegt an einer Störung des fein justierten Zusammenspiels von Botenstoffen, den sogenannten Neurotransmittern. Um der Fehlsteuerung im Gehirn gegenzusteuern, hat man sich genau die betroffenen Botenstoffe angesehen und versucht, die fehlenden Stoffe zu ersetzen bzw. ihre Konzentration zu erhöhen und Gegenspieler entsprechend »kleinzuhalten«.

Es gilt, das gestörte Gleichgewicht zwischen den Transmittern Dopamin, Glutamat und Acetylcholin wiederherzustellen. Vereinfacht gesagt ist das Parkinson-Syndrom gekennzeichnet von einem Mangel an Dopamin. Dabei wird bei der Auswahl der Arzneistoffe bzw. deren Kombinationen vor allem auf die Symptome geachtet, unter denen der einzelne Patient besonders leidet. Wie bei vielen Erkrankungen ist es wichtig, die medikamentöse Therapie optimal mit nicht medikamentösen Maßnahmen wie Ergotherapie, Gymnastik, Sprachübungen usw. zu kombinieren.

Unabhängig von den im Folgenden vorgestellten Arzneimitteln ist der wichtigste Punkt für eine erfolgreiche Therapie die exakte und pünktliche Einnahme der Medikamente. Besonders das Absetzen der Arzneimittel oder die Unterbrechung der Einnahme ohne Rücksprache mit dem Arzt kann schwere unerwünschte Effekte haben. Grundsätzlich sollte man immer bei Fragen rund um das Arzneimittel, zu Nebenwirkungen und Wechselwirkungen sich vertrauensvoll an seinen Arzt und Apotheker wenden.

Die Beschreibung der eingesetzten Arzneistoffe ist nur exemplarisch und nicht vollständig, da das den Rahmen sprengen würde. Der Einsatz des einzelnen Arzneistoffes wird nach sehr sorgfältiger Anamnese vom Arzt festgelegt. Auch wenn die unerwünschten Wirkungen zu Ängsten und Verunsicherung führen, ist die Chance, diese quälende, immer mehr einschränkende Erkrankung zu behandeln, es wert.

Zurzeit wird als wirksamste Therapieoption die Behandlung mit Dopamin in Kombination mit Enzymhemmern, die die sichere Wirkung noch unterstützen, gesehen. Anticholinergika, die den Überschuss an Acetylcholin blockieren sollen, werden heute nur noch selten eingesetzt.

Der Hauptwirkstoff ist das Levodopa. Dabei handelt es sich chemisch um eine Vorstufe des Dopamins. Dieses wird im Körper sehr schnell aufgenommen und in Dopamin umgesetzt. Da das schon vor dem Überwinden der Blut-Hirn-Schranke passiert, wird Levodopa mit Benserazid oder Carbidopa kombiniert. Diese hemmen die abbauenden Enzyme und bewirken, dass das Levodopa erst im Gehirn zu Dopamin abgebaut wird und genau dahin kommt, wo die Wirkung auch gebraucht wird.

Die Nebenwirkungen sind vor allem in Bereich von Magen und Darm zu sehen, die in ungewöhnlich hoher Zahl, nämlich bei ca. 80 % der Patienten, auftreten. Am häufigsten tritt Übelkeit und Erbrechen auf. Dies lässt sich allerdings sehr gut mit Domperidon behandeln. Das Gleiche gilt für kardiovaskuläre Nebenwirkungen.

Allerdings treten dies Nebenwirkungen deutlich seltener auf, wenn Levodopa in Kombination mit Carbidopa oder Benserazid gegeben wird. Im Langzeitverlauf kommt es häufig zu Störungen im Bewegungsablauf. Ein plötzliches Absetzen des Levodopas kann ein sogenanntes malignes Entzugssyndrom verursachen, das von extremer Überbeweglichkeit zu absoluter Steifheit führen kann.

Ein weiterer häufig verwendeter Wirkstoff ist das Pramipexol. Es wirkt indirekt auf die Dopaminkonzentration an den Nerven, da es selektiv an die Dopaminrezeptoren andockt und somit die Konzentration freien Dopamins erhöht.

Im Vergleich zu Levodopa/Carbidopa kommen die Spätkomplikationen in der Beweglichkeit deutlich weniger vor, dafür sind Schläfrigkeit, Halluzinationen und Ödeme häufiger zu verzeichnen. Die deutsche Parkinsongesellschaft empfiehlt Pramipexol bei Patienten, die über 70 Jahre alt sind, da es eine positive Wirkung auf depressive Verstimmungen hat. Besonders gefährlich kann es werden, wenn es mit oder ohne Vorwarnung zu plötzlichem Einschlafen kommt. Daher sollte bei Einsatz von Pramipexol kein Auto mehr gefahren werden.

M. Sellheim (Apothekerin, Apotheke am Ludwigsplatz, Gießen)

LSVT-Loud und LSVT-Big-Therapien

LSVT steht für Mrs. Lee Silverman Voice Treatment. Dahinter wiederum steht eine Geschichte, ein Schicksal: Als Lee Silverman in den 1980ern im Alter von 59 Jahren schwer an Parkinson erkrankte, konnte ihre Familie sie nicht mehr verstehen. Das Symptom der leisen, verwaschenen Sprache war für alle ein unerträglicher Zustand: »Wenn wir sie nur hören und verstehen könnten ...«

Aus diesem Satz entstand ein Therapiekonzept, entwickelt von Dr. Lorraine Ramig und Carolyin Mead Bonitati an der Universität von Colorado. Das Konzept wurde in den folgenden Jahrzehnten weiterentwickelt und ausgebaut. Heute gibt es zwei LSVT-Therapieformen: LSVT-Loud und LSVT-Big. LSVT-Loud betrifft die Sprachförderung, LSVT-Big die Bewegungsschulung. Die Wirksamkeit dieser beiden wissenschaftlich fundierten Therapieformen ist durch evaluierte Studien belegt. Informationen bekommt man unter www.lsvt.de.

Ergotherapie

Hier befinden wir uns auf meinem Terrain. Mein persönlicher Therapieansatz ist vom Konzept LSVT-Big geprägt:

- Körperwahrnehmung durch Bewegungstraining, das auf die richtige Aus-

führung von Bewegung und Körperhaltung ausgerichtet ist.
- Durch gezieltes Feedback der Umgebung die richtige Haltung wahrnehmen.
- Bewegungen, die schwerfallen, in mehrere Schritte aufteilen, diese üben und dann zu einem Ganzen zusammenführen.
- Koordination von Bewegungen mit Armen und Beinen üben.
- Inspiriert von den Anforderungen des täglichen Lebens Übungen entwerfen. Der Patient arbeitet dabei selbst an der Therapie mit; so entsteht ein individuelles Training.
- Elektro-Therapie zur Entspannung der Muskulatur und Reduzierung des Tremors.
- Bewegungstraining mithilfe von Exoskeletten, also mechanischen Stützstrukturen. Diese gibt es z.B. für Arme und Finger. Dabei können die Reaktionsgeschwindigkeit, ein großer Bewegungsradius, die gezielte Bewegungsausführung, Feinmotorik und die Koordination von Bewegungen geübt werden.
- Durch Übungen mit speziellen Pegboards kann das gezielte und schnelle Greifen geübt werden
- Übungen mit Therapieknete: Hiermit können die Handkraft und Beweglichkeit verbessert werden. Es ist dabei deutlich zu erkennen, wie sorgfältig die Bewegung ausgeführt wird.
- Handwerkliche Arbeiten, wie zum Beispiel Holzbearbeitung, Fingerhäkeln oder andere Tätigkeiten, die dem Patienten Spaß machen. Wichtig ist, dass die Arbeiten die Patienten nicht in kleine Bewegungsmuster verfallen lassen und stets auf eine aufrechte Körperhaltung geachtet wird (z.B. durch Arbeit an Stehtischen, angepasste Tischhöhe oder schräg gestellte Tischplatten). Auch ein Wackelstuhl oder ein Gymnastikball als Sitzmöbel kann Unterstützung bieten. Diese Anpassungen im Arbeitsumfeld kann der Patient auch im täglichen Leben vornehmen.

Job-Coaching

Dies ist ein neues Arbeitsfeld für Ergotherapeuten, das sich durch die Inklusions-Gesetzgebung für Menschen mit Beeinträchtigungen ergeben hat. Teilhabe am Arbeitsleben ist genauso wichtig wie Teilhabe am sozialen Leben. Auf Menschen mit Behinderungserfahrung kommen jedoch oft ungeahnte Probleme zu. Dies kann zu Spannungen am Arbeitsplatz führen. In solchen Fällen kann ein Job-Coach eingesetzt werden. Dies geschieht in der Regel auf Initiative des Integrations-Fachdienstes. Der Job-Coach analysiert den Arbeitsplatz, die Fähigkeiten des Klienten und erarbeitet Lösungen.

Physiotherapie

Unter Physiotherapie versteht man Krankengymnastik und physikalische Therapien. Sie spielt eine wichtige Rolle in der Verbesserung der Lebensqualität und Sicherheit für Parkinson-Patienten. Einsetzen können Physiotherapiepraxen zum Beispiel:

- LSVT-Big-Therapie
- Training für Rücken, Schultern, Arme und Beine
- Sturzprophylaxe durch Gangschulungen
- Gerätetraining
- Massagen

Am besten erkundigst du dich bei örtlichen Physiotherapiepraxen nach dem jeweiligen Angebot. Ideal ist es, wenn die Praxis bzw. der Therapeut Erfahrung mit Parkinson-Patienten hat.

Logopädie

Logopädie beschäftigt sich mit der Sprache, dem Sprechen und den anatomischen Strukturen der Sprach- und Schluckorgane sowie der Gesichtsmuskulatur.

Die Logopädie ist eine sehr wichtige Therapie für Parkinsonerkrankte. Die Sprache des Betroffenen wird leiser, verwaschen und undeutlich. Das Schlucken ist beeinträchtigt, so können Essenspartikel in die Lunge gelangen. Mögliche Therapiebausteine sind:

- LSVT-Loud-Therapie
- Schlucktraining
- Atemtherapie
- Entspannungs- und Lockerungstechniken
- Trainieren der Gesichtsmimik
- Sonstige Therapien zur Verbesserung der Sprachqualität

Bitte informiere dich bei deinen ortsansässigen Logopädie-Praxen über das Therapieangebot.

Um Hilfe bitten, Hilfe bekommen

Hilfe anzunehmen fällt vielen Menschen schwer und kostet Überwindung. Es fühlt sich an, als wäre man unfähig, dem Leben nicht gewachsen, es ist, als würde man wieder zum Kind degradiert.

Es wäre jedoch auch eine andere Betrachtungsweise möglich: Hilfe zu erbitten und anzunehmen bedeutet, einem Menschen zu zeigen, dass man ihn braucht und schätzt, und sich selbst zu verwöhnen. Wir sind nun mal keine Superhelden aus dem Film. Menschen brauchen einander, und es ist keine Schande, es zuzugeben. Blickt man in die Gegenrichtung wird klar, wie unnötig es ist, sich Gedanken zu machen: Bittet uns jemand um Hilfe, helfen wir doch im Allgemeinen gern und halten denjenigen, der um Hilfe bittet, deswegen nicht automatisch für unfähig oder für einen Schwächling.

Hilfe kann jedoch nicht nur von Angehörigen und Freunden kommen, sondern auch von offizieller Seite

Antrag auf Schwerbehinderung

Parkinson bedeutet eine nicht unwesentliche Beeinträchtigung. An dieser Erkenntnis führt kein Weg vorbei. Einen Antrag auf Feststellung eines Behinderungsgrades zu stellen ist sinnvoll, um die Hilfen zu erhalten, die du brauchst, um deinen Alltag zu bewältigen. Die Vorteile sind nicht von der Hand zu weisen:

- Du kannst steuerliche Vorteile geltend machen.
- Du hast Anspruch auf mehr Urlaubstage.
- Du genießt erhöhten Kündigungsschutz.
- Du kannst die Beratungen und die Unterstützung des Integrations-Fachdienstes in Anspruch nehmen.
- Der technische Dienst des Inklusionsamtes kann dich und deinen Arbeitgeber bei der Anpassung deines Arbeitsplatzes an deine Bedürfnisse beraten und diese fördern, zum Beispiel die Anschaffung eines dynamischen Stuhls oder eines großen Bildschirms usw.
- Du kannst ggf. früher in Rente gehen.
- Du erhältst Vergünstigungen z.B. im öffentlichen Nahverkehr oder in öffentlichen Einrichtungen wie Museen.

Der Grad der Behinderung (GdB) wird durch das Neunte Buch Sozialgesetzbuch geregelt. Die Definition für den Anspruch lautet (SGB IX, § 2, Satz 1):

»Menschen mit Behinderungen sind Menschen, die körperliche, seelische, geistige oder Sinnesbeeinträchtigungen haben, die sie in Wechselwirkung mit einstellungs- und umweltbedingten Barrieren an der gleichberechtigten Teilhabe an der Gesellschaft mit hoher Wahrscheinlichkeit länger als sechs Monate hindern können. Eine Beeinträchtigung nach Satz 1 liegt vor, wenn der Körper- und Gesundheitszustand von dem für das Lebensalter typischen Zustand abweicht. Menschen sind von Behinderung bedroht, wenn eine Beeinträchtigung nach Satz 1 zu erwarten ist.«

Der Grad der Behinderung kann 20 bis 100 betragen, die Staffelung erfolgt in Zehnerschritten. Der Behinderungsgrad kann bei Verbesserung oder Verschlechterung des gesundheitlichen Zustands angepasst werden. Antragsformulare für jedes Bundesland sowie Informationen zum Antrag sind im Internet zu finden. Hilfe beim Antrag bietet z.B. der Sozialverband Deutschland (www.sovd.de) oder der Sozialverband VDK (www.vdk.de). Auch die Seite www.einfach-teilhaben.de des Bundesministeriums für Arbeit und Soziales bietet Auskunft.

Beim Ausfüllen des Antrags sollte man sich nicht scheuen, auch die psychischen Aspekte zu erwähnen. Eine körperliche Beeinträchtigung und das Wissen um eine unheilbare Krankheit können auch psychische Probleme mit sich bringen. Auch wenn sie nicht stark ausgeprägt sind: Symptome der Parkinson-Erkrankung sind auch depressive Verstimmungen und Antriebslosigkeit.

Integrationsamt

Das Integrationsamt (Inklusionsamt in Bayern und NRW) ist zuständig für die Sicherung der Belange von Menschen mit Schwerbehinderung im Arbeitsleben (www.integrationsaemter.de).

Die einzelnen Aufgabengebiete umfassen unter anderem:

- begleitende Hilfen im Arbeitsleben für Menschen mit Behinderungen und deren Arbeitgeber
- Kündigungsschutz für Menschen mit Behinderung
- Schulungs- und Bildungsmaßnahmen, Kurse und Öffentlichkeitsarbeit und Kurangebote
- Technischer Beratungsdienst (BIH Integrationshelfer)

Integrationsfachdienst IFD

Für eine individuelle Unterstützung von Menschen mit Behinderung und deren Belange nutzt das Integrationsamt die Unterstützung des Integrationsfachdienstes vor Ort. Dabei steht die begleitende Hilfe im Vordergrund:

- Individuell erstellte Leistungsfähigkeits- und Interessenprofile
- Begleitung von Jugendlichen mit Beeinträchtigungen in der Ausbildung.
- Berufsberatung an Schulen, in Zusammenarbeit mit dem Bundesministerium für Arbeit
- Vorbereitung auf die vorgesehene Tätigkeit und Arbeitsstelle
- Begleitung und Unterstützung am Arbeitsplatz
- Eingliederungsprozesse nach längerer krankheitsbedingter Abwesenheit
- Moderation und Beratung für Arbeitgeber und Kollegen

Sozialverbände

Der Sozialverband VdK (www.vdk.de) und der Sozialverband Deutschland (www.sovd.de) beraten und unterstützen ihre Mitglieder bei der Wahrnehmung von Ansprüchen aus der Sozialgesetzgebung und in Rechtsfragen.

Selbsthilfegruppen

Selbsthilfegruppen können Betroffen und Angehörigen eine gute Unterstützung sein. Hier einige Anlaufadressen:

Deutsche Parkinson Hilfe e.V.
Lortzingstraße 9
14480 Potsdam
Mail: office@deutsche-parkinson-hilfe.de
www.deutsche-parkinson-hilfe.de

Stiftung MyHandicap gGmbH
MesseCampus Riem
Joseph-Wild-Str. 20
D-81829 München
Tel.: +49-(0)89 76 77 69 70
E-Mail: kontakt@myhandicap.de
Web: www.myhandicap.de

Kompetenznetz Parkinson
Struthweg 1
35112 Fronhausen
Telefon: 06426 81959–42
E-Mail: info@kompetenznetz-parkinson.de
www.kompetenznetz-parkinson.de

Deutsche Parkinson Gesellschaft e.V.
Reinhardtstr. 27 c
10117 Berlin
Telefon: 02361 563701
www.parkinson-gesellschaft.de

Deutsche Parkinson Vereinigung e.V. Bundesverband
Moselstrasse 31, 41464 Neuss
Tel.: +49 (0)2131/740 270
Fax: +49 (0)2131/45 445
eMail: bundesverband@parkinson-mail.de
https://www.parkinson-vereinigung.de/

Jung und Parkinson – Die Selbsthilfe e.V.
Langenbachweg 6, 65520 Bad Camberg
Telefon: 0176 63363094
E-Mail: info@jung-und-parkinson.de
www.jung-und-parkinson.de

Bundesverband Parkinson Youngster für Selbsthilfe und Bewegungsstörungen e.V.
Alleestr. 13a, 46282 Dorsten
Telefon: 0152 34010729
E-Mail: info@parkinson-youngster.de
https://parkinson-youngster.de

Service

Glossar: Parkinson-Symptome

Akinese: Bewegungsarmut, Bewegungssteifigkeit, Bewegungslosigkeit, Bewegungshemmung

Bradykinese: Verlangsamung der Bewegungen

Freezing: Erstarren, Einfrieren während der Ausführung einer Bewegung

Hypokinese: verminderte Beweglichkeit, Bewegungsarmut, erschwerte Willkür-/Spontanbewegungen

Posturale Instabilität: Störung der Halte- und Stellreflexe. Die Reflexe helfen uns, unmittelbar und schnell zu reagieren. Wenn wir stolpern, können wir uns sofort mit einer Gewichtsverlagerung ausgleichen und stürzen nicht. Diese Fähigkeit kann bei einer Parkinsonerkrankung gestört sein.

Rigor: Muskelsteifigkeit

Tremor: ein Zittern, zum Bespiel in den Armen oder Beinen (Extremitäten), ausgelöst durch Überanstrengung, Kälte oder Angst. Als Ruhe-Tremor bezeichnet man ein Zittern der Extremitäten ohne Anstrengung.

Register

Empfehlungen von Julia Sternheimer-Völcker

Im Folgenden finden Sie weiterführende Empfehlungen

Verwendete Literatur/Internetadressen

Jansenberger, H., Mairhofer, J. (2012): **Hausaufgaben für sturzgefährdete Patienten.** Hofmann-Verlag, Schorndorf.

http://www.croos-mueller.de/bodytobrainmethode.html

www.einfach-teilhaben.de

www.integrationsaemter.de/Aufgaben-und-Ziele/488c215/index.html

www.integrationsaemter.de/Integrationsfachdienst/501c222/index.html

www.morbus-parkinson-aktuell.de/

www.myhandicap.de/myhandicap/deutschland/

www.sovd.de

www.spektrum.de/lexikon/neurowissenschaft/

www.vdk.de

www.ziff.de/ziff-tipp-knetmasse-zum-selber-machen/

Bibliografische Information der Deutschen Nationalbibliothek
Die Deutsche Nationalbibliothek verzeichnet diese Publikation in der Deutschen Nationalbibliografie; detaillierte bibliografische Daten sind im Internet über http://dnb.d-nb.de abrufbar.

Programmplanung: Katja Liese, Kathleen Rother
Projektmanagement: Annalena Müller
Redaktion: Julia Jochim
Bildredaktion: Christoph Frick, Caroline Merdian
Umschlaggestaltung: © Thieme
Layout: CYCLUS · Visuelle Kommunikation, Stuttgart

Bildnachweis:
Umschlagmotiv und Bild S. 3: © Nadezhda/stock.adobe.com – Stockfoto. Von einem Model gestellt.
Autorinnenfoto: Holger Münch, Stuttgart
Fotos im Innenteil: Holger Münch, Stuttgart
Zeichnungen: Susi Schaaf, Bellheim
Pattern S. 10, 36, 54: © ZinetroN/stock.adobe.com

Die abgebildeten Personen haben in keiner Weise etwas mit der Krankheit zu tun.

1. Auflage 2021

TRIAS Verlag in Georg Thieme Verlag KG
Rüdigerstraße 14, 70469 Stuttgart, Germany
www.trias-verlag.de

Printed in Germany

Satz und Repro:
gesetzt in Adobe Indesign CC 2021
Druck: AZ Druck und Datentechnik GmbH, Kempten

Gedruckt auf chlorfrei gebleichtem Papier

ISBN 978-3-432-11338-8
Auch erhältlich als E-Book:
eISBN (ePub) 978-3-432-11339-5

1 2 3 4 5 6

Wichtiger Hinweis: Wie jede Wissenschaft ist die Medizin ständigen Entwicklungen unterworfen. Forschung und klinische Erfahrung erweitern unsere Erkenntnisse. Ganz besonders gilt das für die Behandlung und die medikamentöse Therapie. Bei allen in diesem Werk erwähnten Dosierungen oder Applikationen, bei Rezepten und Übungsanleitungen, bei Empfehlungen und Tipps dürfen Sie darauf vertrauen: Autoren, Herausgeber und Verlag haben große Sorgfalt darauf verwandt, dass diese Angaben dem Wissensstand bei Fertigstellung des Werkes entsprechen. Rezepte werden gekocht und ausprobiert. Übungen und Übungsreihen haben sich in der Praxis erfolgreich bewährt.

Eine Garantie kann jedoch nicht übernommen werden. Eine Haftung des Autors, des Verlags oder seiner Beauftragten für Personen-, Sach- oder Vermögensschäden ist ausgeschlossen.

Marken, geschäftliche Bezeichnungen oder Handelsnamen werden nicht in jedem Fall besonders kenntlich gemacht. Aus dem Fehlen eines solchen Hinweises kann nicht geschlossen werden, dass es sich um einen freien Handelsnamen handelt.

Thieme nennt Autorinnen und Autoren konkrete Beispiele, wie sich die Gleichstellung von Frauen und Männern sprachlich darstellen lässt. Wo im Text (z.B. aus Gründen der Lesbarkeit) nur das generische Maskulinum verwendet wird, sind alle Geschlechter gleichermaßen gemeint.

Datenschutz
Wo datenschutzrechtlich erforderlich, wurden die Namen und weitere Daten von Personen redaktionell verändert (Tarnnamen). Dies ist grundsätzlich der Fall bei Patienten, ihren Angehörigen und Freunden, z.T. auch bei weiteren Personen, die z.B. in die Behandlung von Patienten eingebunden sind.

Rundum fit & entspannt

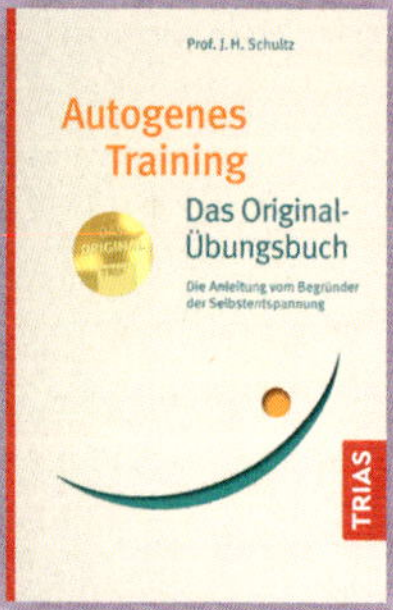

J.H. Schultz
Autogenes Training – Das Original-Übungsbuch

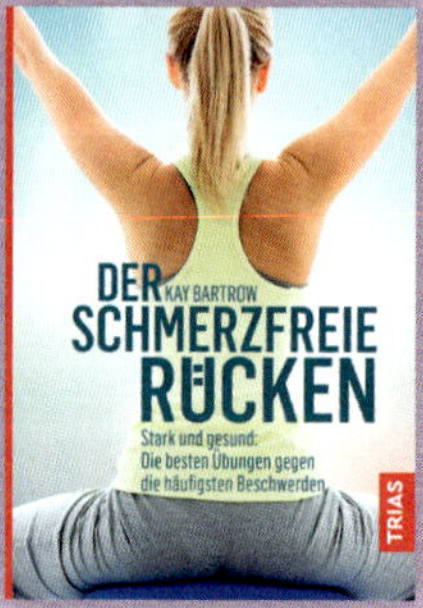

Kay Bartrow
Der schmerzfreie Rücken

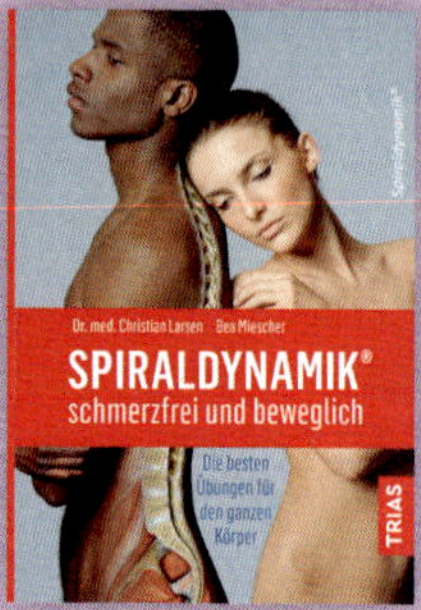

Christian Larsen, Bea Miescher
Spiraldynamik – schmerzfrei und beweglich

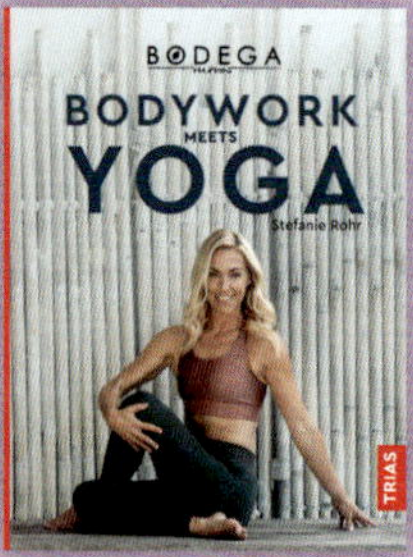

Stefanie Rohr
BODEGA moves® – Bodywork meets Yoga

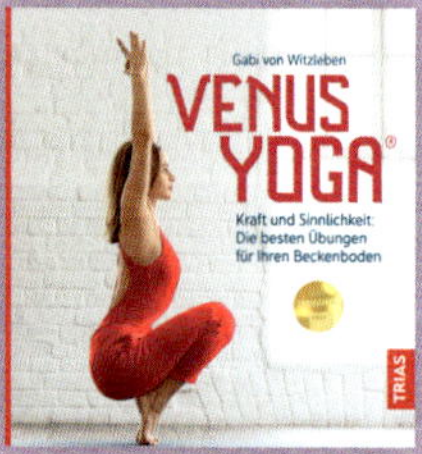

Gabi von Witzleben
Venus-Yoga

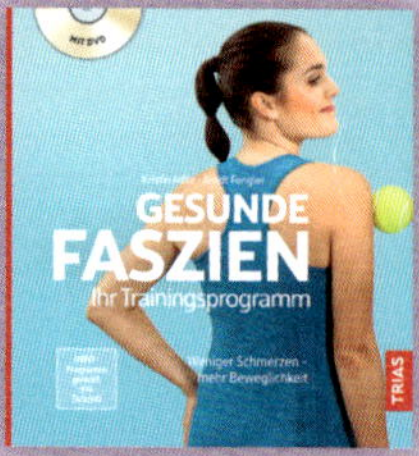

Kristin Adler, Arndt Fengler
Gesunde Faszien – Ihr Trainingsprogramm

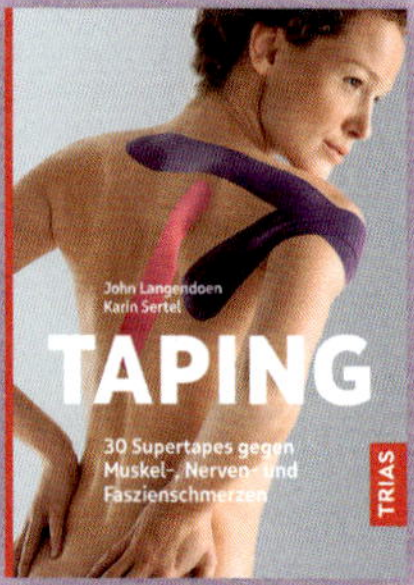

John Langendoen/Karin Sertel
Das Taping-Selbsthilfe-Buch

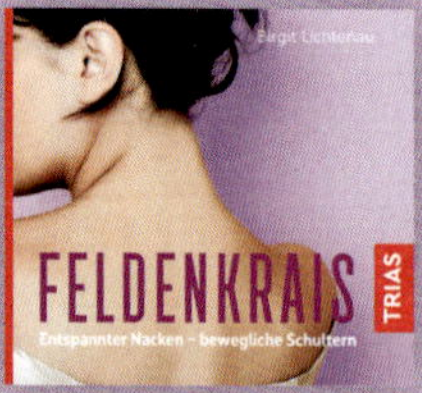

Birgit Lichtenau
Feldenkrais: Entspannter Nacken – bewegliche Schultern (Hörbuch)

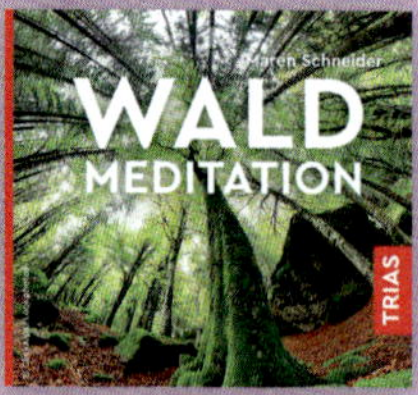

Maren Schneider
Wald-Meditation (Hörbuch)

Auch erhältlich als E-Book!

Mehr Bücher finden Sie hier:
www.trias-verlag.de

TRIAS